アルツハイマー病は治せる、予防できる

西道隆臣
Saido Takaomi

a pilot of wisdom

目次

第2章　アルツハイマー病の症状と治療薬

アルツハイマー病、最初の患者
アルツハイマー病とは何か
病変が起きるのは大脳皮質
なぜ記憶・学習の障害が起きるのか
大脳皮質に広がる神経細胞死
神経細胞の脱落が神経回路の破壊を起こす
アルツハイマー病の進行を抑える薬
パーキンソン病治療法とアルツハイマー病
アセチルコリン仮説から治療薬の開発へ
コリンエステラーゼ阻害薬とは
ドネペジルとそのほかの薬
アルツハイマー病病態の解明と根本治療法の開発へ

第6章　アルツハイマー病は治せる、予防できる――163

はじめに

認知症の方が増えています。今、国内では500万人を超す高齢者が認知症になっており、2025年には700万人にも達すると推計されています。

認知症とは病気の名前ではなく、昔でいえば「呆《ぼ》け」、つまりこれまでできていた知的な活動ができなくなった症状や状態をいいます。何らかの脳の病変によって記憶や思考などをはじめとする高度な脳の働きが落ち、元に戻らなくなったために、社会生活に支障が起きるのが認知症です。そのため医療に加えて介護が必要になります。現在でも、認知症にかかわる医療・介護費用の総計は年間14兆円を超えているのではないかともいわれています。超高齢社会に突入している日本で急激に増加している認知症のコストは、これからの社会に重大な影響を及ぼします。

ですから今、認知症対策が急がれています。ことに重要な課題となっているのは、アルツハイマー病の治療法・予防法の確立です。

アルツハイマー病になると、脳の細胞が死滅していき、認知症になります。認知症の約

6～7割はアルツハイマー病によると考えられる、最も多い原因疾患なのです。そのアルツハイマー病には治療法がなく、予防する方法もないのが現状です。

なぜアルツハイマー病が起きるのでしょうか。

私たちが日々、生活を営んでいると必ずゴミが出るのと同じように、休みなく働く私たちの脳の細胞ではゴミが出ています。暮らしのゴミでは自治体などによる回収・リサイクルが行われているように、脳にもゴミの処理システムがあります。脳細胞が出すゴミはタンパク質の一種ですが、脳内で分泌される酵素によって分解され、血液中に流されていくのです。

ところが、脳のゴミがたまってしまうことがあります。ある要因によって、ゴミを分解する酵素が減ってしまったりその働きが弱くなったり、いわばゴミ処理システムが間に合わない状態になることがあるのです。すると脳細胞の中はゴミがたまっていき、やがてゴミに埋もれていきます。

いわばある都市でゴミ回収の遅延が続き、回収ステーションはゴミが山積みになり、道路にもゴミが散乱し、建物の中もゴミが溢《あふ》れているような状況です。もしそんなことが続けば、建物の内外がゴミで埋もれ、交通は遮断され、都市機能は麻痺《まひ》し、機能不全に陥ります。

アルツハイマー病の脳もそうです。脳細胞の内外がゴミで埋め尽くされれば、その細胞はゴミの毒にやられて死滅してしまいます。そして隣の細胞でも、そのまた隣でもといったように、細胞死が連鎖します。すると細胞死が起きた部位が担っていた脳の機能が失われてしまう。そして認知症になる。これがアルツハイマー病です。

では、酵素が減ったり働きが弱くなったりする「ある要因」とは何か。それは「加齢」です。若いころには、ゴミが出ても酵素の働きで速やかに分解されますが、年とともに酵素の働きが衰え、ゴミは少しずつたまっていくようになります。実はこれは、だれの脳でも起こっているのです。

ゴミはゆっくりたまっていきます。たまりはじめてからアルツハイマー病の発症までは20年以上もかかることがわかっています。そのゴミのたまりはじめが、早いか遅いか、あるいはたまり方が早いか遅いか、そうした違いによって、ある人は早くにゴミがたまり、ある人はなかなかゴミがたまらずにいます。早くにゴミがたまる人は若年性アルツハイマー病（64歳以下で発症するアルツハイマー病）になりますが、多くは高齢になってからアルツハイマー病になります。また、ずっと遅くまでゴミがたまらないでいた人はアルツハイマー病にならずに人生をまっとうすることになります。

アルツハイマー病になるメカニズムはまだ完全には解明されていませんが（よって正確には「仮説」です）、ここまでの話はほぼ間違いないと考えられています。

では、アルツハイマー病の治療はどうすればよいでしょう。

そう、だれもがわかります。「ゴミがたまらないようにする」「ゴミを速やかに取り除く」ことです。

ところが、これが実現できていないのです。アルツハイマー病を治す方法は現在のところ、ありません。

昨今、新聞や雑誌、あるいはインターネットのニュースでは、アルツハイマー病の研究成果が頻繁に登場します。「血液でアルツハイマー病の進行度を検査することができる」「アルツハイマー病を防ぐ因子が見つかった」「原因物質を制御する物質が見つかった」などといった話題が提供されていますが、多くの場合、続報を聞くことがありません。あの話はどうなったのかと疑問に思う方も少なくないでしょう。

ヒトの身体の仕組み、病気の解明・治療法の開発にかかわる世界中の多くの研究者がアルツハイマー病研究に取り組み、その治療法の開発を目指しているからこそ、さまざまな成果が発表されているのですが、残念ながら実用化した根本治療法は未《いま》だありません。アルツハイマー病とは、あまりに「難しい」病気なのです。

では、アルツハイマー病は、最先端の研究、医療をもってしても治すことのできない病気なのでしょうか。

そんなことはありません。

本書ではまずアルツハイマー病とは何か、どのように解明されてきて、しかし治療法が開発されていないのはどうしてかを説明します。

私たち理化学研究所脳科学総合研究センターは今、アルツハイマー病を治すことができると確信しています。実際、私たちはこれまでだれも考えつくことのなかった画期的なアルツハイマー病根本治療法の開発に取り組み、実現しようとしています。その方法についても最新の情報を詳しくお伝えしたいと思います。

私たちの実験は、現在最終段階に到達しています。これが実用化されれば、アルツハイマー病は注射で、あるいは飲み薬で治すことができ、予防することができるようになります。

なお、本書は、アルツハイマー病を含む認知症を発症している患者さん、または軽度認知障害（ＭＣＩ）と診断された患者さんに対して、どのような生活を送ればいいか、周囲の人による具体的なサポートの方法など、治療や介護の方法が書かれているわけではありません。認知症への対処方法に関してはすでに数多くの書籍が出版されており、「物忘れ外来」「認知症外来」などの専門医療機関や、患者や家族のサポート団体もあります。また、日本認知症学会では全国各地の認知症専門医を認定し、その連絡先をホームページで紹介しています。インターネットで「日本認知症学会」と検索してみてください。

本書に書かれているのは、真に科学的知見に基づいたアルツハイマー病の病理の解明、およびその克服への道筋です。人類に課せられた今世紀最大の難題ともいえるこの病気を理解していただく一助になればと考えています。

では、まず初めにアルツハイマー病を含む「認知症とは何か」ということからお話を始めましょう。

第1章　認知症とは何か

急増する認知症

日本で認知症が広く知られるようになったのは40年ほど前です。きっかけは1972年に発表された有吉佐和子の小説『恍惚《こうこつ》の人』だといわれています。当時、認知症は「老人性痴呆《ちほう》」と呼ばれていましたが、その介護を描いたこの小説は200万部を超えるベストセラーになり、映画化もされ、タイトルが流行語になるなど大きな反響を呼びました。執筆のために老年学を学んだという有吉佐和子が描いた老人性痴呆の症状と介護——記憶の障害、異常な食欲、徘徊《はいかい》、家族も時間も場所もわからなくなった高齢者が引き起こす数々の問題と、それに振り回され介護に疲弊する主人公や家族の姿——は人々に衝撃を与え、社会問題化したのです。

1970年代以前に認知症患者はごく少なく、当事者家族や一部の専門家を除いて関心を持つ人はほとんどいない状況でした。『恍惚の人』の中でも、主人公や家族は当初、舅《しゅうと》が「壊れた」「呆《ぼ》けた」「耄碌《もうろく》した」と考えていて、その状態が「老人性痴呆」という治療の対象だと知って驚く様子が描かれています。

その後実態調査が行われ、1985年時点の認知症高齢者（当時は「痴呆性老人」）は全国で59万人と推計されました（「痴呆性老人対策推進本部　報告」昭和62年8月26日）。報告書では、30年後の認知症高齢者数を185万人と予測し、「急激に増大する」と予想していました。

しかし実際には、30年後の2015年、認知症高齢者は500万人を超えていると考えられ、2025年には700万人に達すると推計されています。まさに予想を超える急増です。

今や、認知症を知らない人はいません。親族が認知症になり介護の問題に直面している人はあまりに多く、認知症の医療・介護にかかる莫大《ばくだい》なコストは社会全体にのしかかっています。

なぜこれほど認知症が増えたのか。

最も大きな要因は、日本人の平均寿命が延びたことにあります。

平均寿命の急激な延びと病気の構造の変化

江戸後期の日本人の平均死亡年齢は、30歳に満たなかったともいわれます。近代化が図られた明治後期〜大正初期でも、平均寿命は女性で44・73歳、男性は44・25

歳（1909～1913年［明治42年～大正2年］の「生命表」より）です。この短い平均寿命は、直接的には乳幼児死亡率の高さが大きく影響しています。そして食糧不足、栄養不良、医療の不足により、江戸時代は繰り返される飢饉《ききん》と疫病（感染症）で、明治期以降はスペイン風邪（インフルエンザ）や結核などの感染症や度重なる戦争で、多くの人々が若くして亡くなっていました。

第二次世界大戦後、栄養状態や衛生状態が改善してきた1947年、平均寿命はようやく男女ともに50歳を超えます。

そのころから、我々日本人がかかる病気の種類、死亡の原因は劇的に変化し、平均寿命は急激に延びていきました。

まず抗生物質とワクチン接種によって感染症による死亡が減っていきます。特に国民病といわれ、1930年代から日本人の死因第1位だった結核が、抗生物質・ストレプトマイシンを用いた治療によって治る病気になり、病気自体が激減します。

外因性の病気である感染症に代わって増えていったのは、体内で病変が起きる内因性の病気であり、ライフスタイルに依存する慢性の病気です。高血圧をはじめとする生活習慣病が増え、死因としては脳卒中や心臓病、がんが増加していきました。

しかし医学の進歩、医療の普及も急速で、ことに日本においては1961年の国民皆保険制度の導入によって、だれもが高水準の医療を安価に受けることができるようになります。例えば降圧薬による高血圧治療によって、重症高血圧が減り、その結果、重症高血圧から引き起こされていた脳出血の発症率・死亡率が低下するといったように、重篤な病気が克服されていったのです。

そして長寿が実現していきます。1970年代、日本の平均寿命は先んじていた欧米に追いつき、追い越すほどになります。1977年には、女性の平均寿命は77・95歳、男性は72・69歳になって、スウェーデンと世界の1、2位を争うまでになるのです。

その後はみなさんご存知のとおり、日本の平均寿命はさらに長くなります。2015年の平均寿命は、女性が87・05歳、男性が80・79歳と世界トップクラスの長寿国です。

人は「死ななくなってきた」のです。それは100歳以上高齢者数の推移を見ると実感できます。1963年、国は初めて100歳以上の国内高齢者を表彰し、「全国高齢者名簿」として発表しましたが、その数は153人でした。それが約20年で10倍になり、40年後には100倍を超え、52年後の2015年には6万1568人になっています。

今や、人は何歳まで生きることができるのか、120歳なのか150歳なのかと真剣に検討される時代です。

寿命が延びて増えてきた病気

平均寿命が延びるにつれ、増加してきた病気があります。白内障や加齢黄斑変性、骨粗鬆《そしょう》症や変形性膝関節症、肺炎、心臓病、糖尿病、がんなど、そして認知症です。いずれも年をとるほどかかる危険が高まる、つまり加齢が危険因子である病気で、実際、高齢の患者が増えています。

加齢が危険因子である病気は、老化と密接にかかわっています。

老化とは加齢によって起こる、生体機能の不可逆的な低下です。長寿と老化は分かちがたく結びついていますから、高齢者にはさまざまな老化現象が現れます。例えば肌が乾燥しやすくなったりシワが増えたりする、ものが見えにくくなったり聞こえにくくなったりする、骨折しやすくなる、関節が傷つきやすくなる、筋力が低下する、心臓の血液の拍出が低下する、成長ホルモンや性ホルモンが減少する、腎臓や肝臓の働きが低下する、免疫力が低下するといった変化は老化現象ですし、記憶力が落ちるといった認知機能の低下も老化現象です。

　老化現象は、個人差はありますがだれにでも起きる生理的な現象で、異常ではありません。しかし機能の低下があまりに急激に進行したり、異常な老化現象が起きるなど、生体機能が障害されるようになると病気です。

　例えば目では、レンズの役割をする水晶体が加齢によって柔軟性を失い、濁ってくる、光が集まる網膜の細胞が萎縮するといった変化が起こります。よって中高年になると、近くのものが見えにくくなったり、目がかすんだりといった老化現象が起きますが、日常生活が支障なく送れる程度であれば問題はありません。必要に応じて老眼鏡を使うといった対策で済みます。

　しかし水晶体の濁り＝白内障が広がり、症状が重くなったときは治療が必要です。網膜の異変＝加齢黄斑変性の場合はいくつかのタイプがあって、網膜に異常な血管が生じたときには治療が必要になります。どちらも放置していると視力を失ってしまう、つまりものを見るという目の機能が損なわれてしまいます。かつて日本では、白内障は中途失明の大きな原因のひとつでした。

　現在では白内障は手術で治りますし、加齢黄斑変性は治療で進行を止めることができます。目の機能を失うことなく、高齢になっても自立した生活を送ることができるのです。目の病気だけではなく、加齢が危険因子であるほかの病気も、現在ではその多くが治療や予防が可能です。命にかかわる病気も例外ではありません。

長らく日本人の死因のトップを占めているがんは、死亡率の推移を見ると右肩上がりで増加していますが、高齢化の影響を取り除いた年齢調整死亡率は低下しています。つまり高齢者が多くなり、がんで亡くなる人は増えているけれども、がんになっても治療で治る人がそれ以上に増えているといえるのです。

そもそも現代の高齢者の健康状態は全体としては良好です。日本老年医学会など7学会で構成する日本老年学会は、2015年6月12日、「現在の高齢者は10～20年前に比べて5～10歳は若返っていると想定される」とする声明を発表しています。脳卒中や心臓病の受療率は減少し、死亡率も低下しており、また、高齢者の身体・運動機能は明らかに上がっているといいます。

多くの人が長寿になり、老化にかかわる病気になることも多い一方で、人はなかなか死ななくなってきた。老化はあっても元気な高齢者でいられるようになってきた。私たちはほんの100年前、いえ70年前には想像もできなかった高齢期という新しい時間を生き生きと過ごすことができるようになったのです。

ところが、超高齢社会で増え続け、ほとんどの場合治療できないのが、認知症なのです。

脳の老化と認知症

老化現象のうち、脳の老化を感じ始めるのは、目の老化と同様、40歳代、50歳代ころからというのが一般的です。

まず気づくのは「もの忘れ」や「覚えられない」といった記憶力の低下でしょう。記憶や思考、物事を把握し認識する能力、理解力、判断力、計算や言語の能力など、認知機能の低下という老化現象が起き始めているのです。

人の認知機能は、個人差はありますが加齢とともに低下していきます。認知機能すべてが同時に低下していくわけではなく、例えば理解や判断などの機能は40歳代以降も発達し、60歳ころにピークになり、以後もあまり衰えないことが知られています。しかし、認知機能全体としては加齢とともに老化が進み、80歳を過ぎるとその低下はとても目立ちます（図1）。

図1　年齢と認知能力

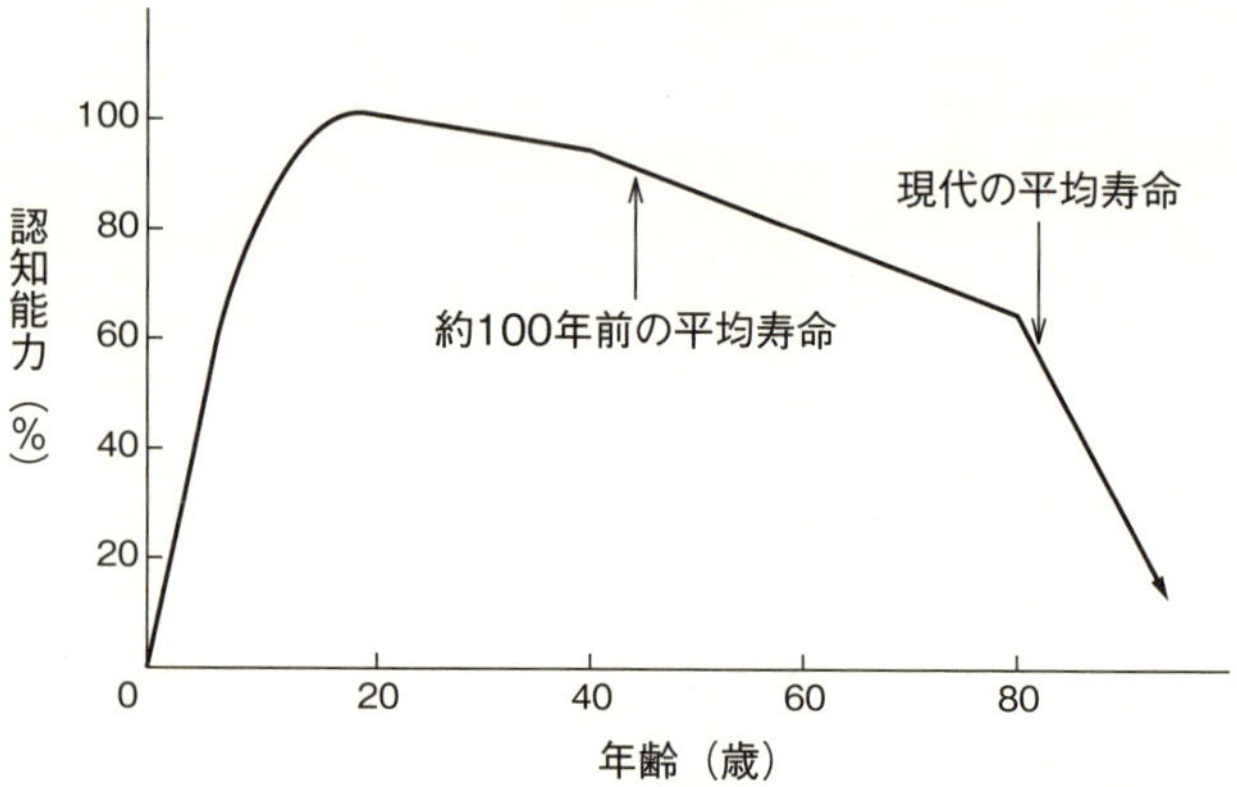

理化学研究所脳科学総合研究センターの資料より。
80歳を超えると認知能力が著しく低下する傾向にある。ただし、個人差が大きい。

そして、加齢とともに増えるのが認知症です。グラフのように、85歳を超すと3人にひとりが、90歳以上ではふたりにひとり以上が認知症になっています（図2）。

認知症の最大の危険因子は加齢です。長寿社会だからこそ、認知症が増えてきたのです。

では、老化と認知症はどう違うのでしょうか。

認知症とは医学的にいえば、「一度正常に達した認知機能が後天的な脳の障害によって持続的に低下し、日常生活や社会生活に支障をきたすようになった状態」（日本神経学会監修『認知症

図2　年齢階層別認知症有病率

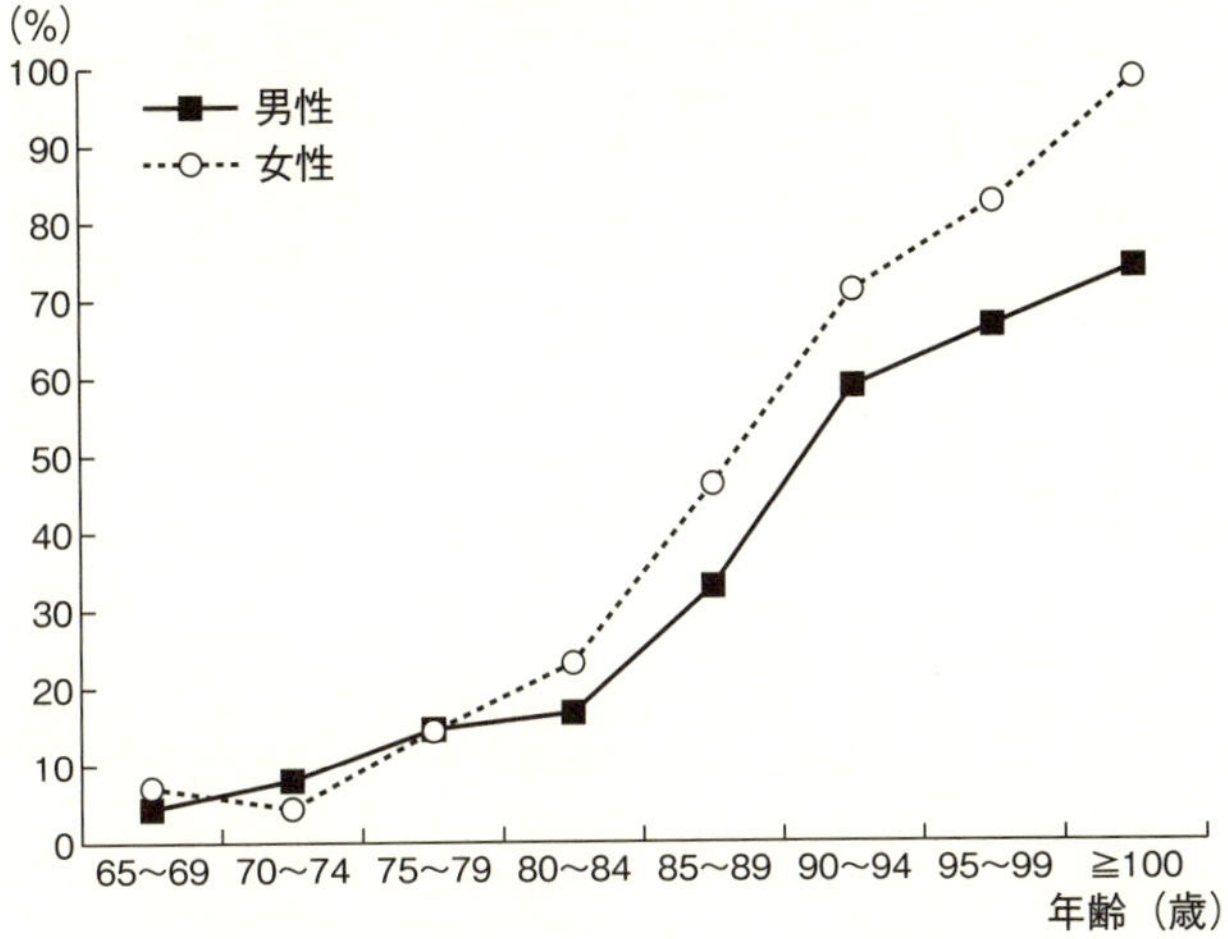

朝田隆「教育講演：老年精神医学入門」（日本精神神経学会「精神神経学雑誌」第115巻第1号）より一部改変。

疾患治療ガイドライン2010』）です。つまり、認知症は病名ではなく「状態」なのです。

例えば高齢で記憶力が低下したことで少々困ったと感じたとしても、その低下が進行することなく、自立した生活を送ることができていれば認知症ではありません。老化による認知機能の低下と考えられます。しかし認知機能が下がり続けて、あるいは気づいたときには認知機能が極端に落ちていて、仕事や家事、人間関係、身の回りのことなどに支障をきたしている状態なら認知症です。認知症を起こす何らかの原因があって、脳に障害が生じているのです。

認知症の始まりと老化に違いはあるか

生活に支障があれば認知症、そうでなければ老化と説明しましたが、多くの方が心配されるのは、認知症の始まりと老化による認知機能の低下は見分けがつくのかということでしょう。40歳代、50歳代で記憶力の低下を感じるようになったとき、「これは認知症の初期症状ではないか?」という不安を覚える人は少なくありません。しかし認知症と老化には大きな違いがあります。

気づきやすいのは、「朝食にハムエッグを食べた」とか、「土曜日に話題の映画を見に行った」といったような体験や出来事に関する記憶についての、認知症と老化の違いです。

例えば「2月3日に、旧友のAと銀座で会って、天ぷら屋で食事をした」という体験・出来事があったとします。しばらくして、「Aと会ったのは1月だったかな」とか、「何を食べたのだったっけ?」など体験の一部を忘れるのは老化でよくある「もの忘れ」です。「2月だったじゃないですか」とか「天ぷらだったでしょう」と言われたり、手帳を見たりといったヒントがあれば思い出しますし、大体の見当はついているので、生活上の大きな問題になることはありません。

しかし、「Aと会って食事をした」という体験の全体、出来事そのものがすっぽりと記憶から抜け落ちてしまったなら、それは認知症による記憶の障害である可能性が高いといえます。家族から「Aさんと会ったのは、ひさしぶりでしたね」と言われたりしても、出来事自体を忘れているので何のことかわかりません。本人は、周りから指摘されることを無視したり、あいまいにごまかしたり、わけがわからず怒り出したりということも起こります。

そして、体験の一部を忘れている「もの忘れ」であれば「忘れたことを覚えている」のですが、全体を忘れている記憶の障害では「忘れたことを忘れている」わけです。ですから「こんなにもの忘れをするようになったのは認知症の始まりじゃないか」と自分の記憶力の低下に気づいているときは老化であって、忘れた自覚がないときは認知症の可能性があるともいえます。

ある体験の全体を忘れるなどということが繰り返されれば、仕事でミスをし、しかも忘れた自覚がないのですから、責任も感じません。職場で大問題になるでしょう。プライベートでも、例えば忘れ物をしても自覚がないのでだれかに盗られたと疑ってしまうなどの行き違いが生じ、人間関係、家族関係に問題が起こります。生活に支障が生じてしまうというわけです。

そして認知症の認知機能の低下は持続的です。ほとんどの場合は次第に記憶障害が重くなり、次項で挙げるようなほかの症状も現れるようになります。家族や周囲の人たちが最初はちょっとした記憶違いだろうと受け止めたとしても、やがて老化とは違うことがわかるようになります。

認知症の症状

認知症の基本的な症状は、次のような「中核症状」です。

- **記憶障害**……新しいことを記憶できないので、見たこと聞いたこと、行ったことを忘れる。体験全体、出来事そのものの記憶が抜け落ちる。直近（さっき）の記憶が抜け落ちる。
- **見当識障害**……「いつ（時間）、どこで（場所）、だれが（人物）」などを認識し、自分の状況を把握する見当識の能力が失われて、時間→場所→人物の順にわからなくなる。

・**失語**……言葉を使うことができない。初期には「それ」、「あれ」といった代名詞が多い話し方になる。言葉を理解していても話せない、話せても内容が理解できない状態になる。

・**失認**……視覚や聴覚などの感覚には問題がないのに、見たもの、聞いたもの、触れたものがわからない。日用品などのものがわからない（物体失認）、顔がわからない（相《そう》貌《ぼう》失認）など。

・**失行**……麻痺《まひ》などの運動障害はないのに動作や行為ができない。衣服を身に着ける動作ができない、字が書けない、歩けない、ものの使い方がわからないなど。

・**遂行機能障害**……目的のために行動を順序だて、実行することができない。そのため、仕事や家事（特に料理）でミスが起き、やがて簡単なこともできなくなっていく。

さらにこれらの中核症状に付随して、認知症の「行動・心理症状（Behavioral and Psychological Symptoms of Dementia）」＝ＢＰＳＤが起こります。

・心理症状……抑うつ、不安、幻覚、妄想、猜疑心《さいぎ》、睡眠障害など。
・行動症状……徘徊、暴力・暴言、拒絶、食行動異常、性的行動、常同行動（同じことを繰り返す）、不潔行動など。

ＢＰＳＤは、例えば記憶障害があることから不安や焦燥感が高まるといったように、中核症状に起因して引き起こされる症状なので「周辺症状」とも呼ばれます。ＢＰＳＤが起きるかどうか、重い症状になるかどうかは、身体の状態や生活環境、家族環境などによっても異なり、また薬剤も影響することがあります。

ＢＰＳＤが起きると、当事者と介護者とのコミュニケーションが難しくなり、それがさらにＢＰＳＤを重くするという悪循環に陥りがちです。そのため、家族や介護者にとっては中核症状よりも大きな問題になることもあります。

認知症の最も多くを占めるのはアルツハイマー病

前述のように、認知症は状態であって、原因はさまざまです。脳の病気、外傷、ウイルスや細菌による感染症、内臓の病気、ホルモン分泌にかかわる病気、アルコールなどの中

図3　認知症基礎疾患の内訳

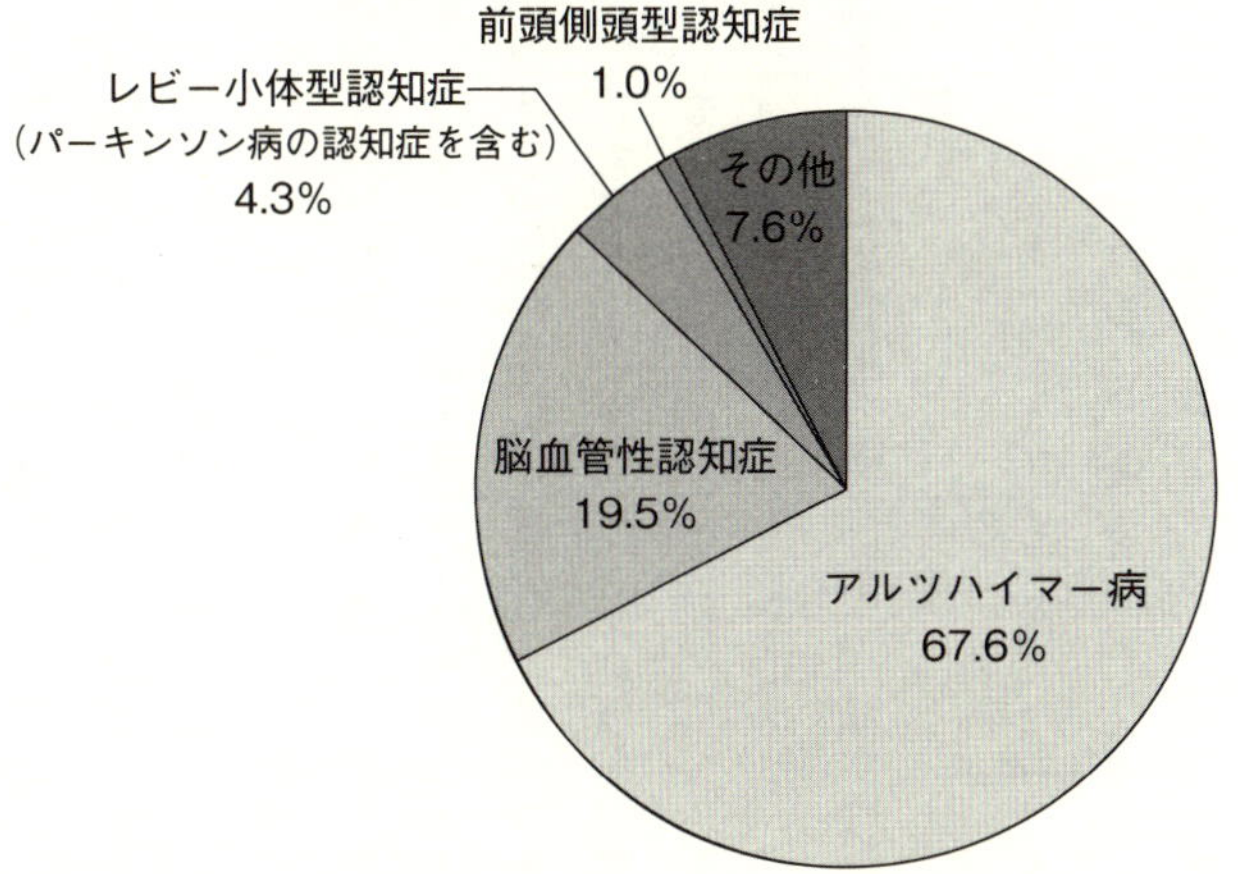

朝田隆ほか「厚生労働科学研究費補助金　認知症対策総合研究事業『都市部における認知症有病率と認知症の生活機能障害への対応』総合研究報告書」（平成23〜24年度）より作成。

毒性の病気、薬剤の影響、免疫の病気など、認知症の原因疾患は70以上もあるといわれています。

中でも最も患者数が多いのはアルツハイマー病です。近年、日本における調査研究では、認知症の約6〜7割はアルツハイマー病だと考えられています。

有力なデータのひとつは2013年に発表された厚生労働省研究班による調査結果です（図3）。朝田隆筑波大学教授（当時）らの研究班は医師の診断結果から、認知症基礎疾患の67・6%はアルツハイマー病で、続いて多い順に脳血管性認知症が1

9・5％、レビー小体型認知症（パーキンソン病の認知症を含む）が4・3％、前頭側頭型認知症が1・0％だと報告しています。これら4つの病気で認知症の9割以上を占め、とりわけアルツハイマー病が多いのです。

かつて、日本の認知症は脳血管性認知症が多いといわれていました。

脳血管性認知症については後述しますが、多くは脳卒中がきっかけで発症します。日本では1950年代から80年代初めころまで脳卒中になる人が非常に多かったのです。脳卒中は死亡原因の第1位であり、命は助かっても後遺症で脳血管性認知症になる人も多かった。また脳卒中の多さから脳血管性認知症が過大に診断される傾向があり、当時はアルツハイマー病という病気が医師の間でもまだあまり知られていなかったこともあって、認知症といえば脳血管性認知症を指すという状況でした。しかし、現在では先の朝田教授らの調査をはじめ各種の調査から、脳血管性認知症は認知症全体の2割程度だろうと考えられています。

脳卒中が減り、そしてアルツハイマー病研究が進み、病態もよく知られるようになると、アルツハイマー病と診断されることが増えてきました。さらに認知症の病理学的な研究から、脳血管性認知症とアルツハイマー病と、双方の病理所見を併せ持つ場合が少なくないことがわかり、認知症としてはアルツハイマー病が原因となっているケースが多いという認識が広まってきました。

アルツハイマー病の増加とともに、かつてなら脳血管性認知症と診断されていたであろう患者さんがアルツハイマー病と診断されるようになり、統計的にはアルツハイマー病の割合が増えてきたのです。

予防できる認知症

認知症における脳血管性認知症の割合が減った別の要因のひとつに、脳卒中自体が減ったことが挙げられます。脳卒中対策が進んだために脳卒中の発症が減り、結果として脳血管性認知症が減った、つまり脳卒中後の脳血管性認知症は予防できるわけです。

脳卒中とは、突然、脳血管障害が起き、脳に血液が流れなくなったり、脳の血管が破れたりして神経細胞が冒される病気の総称です。脳出血（脳の血管のどこかが破れた）、脳梗塞《こうそく》（脳の血管のどこかが詰まった）、くも膜下出血（脳の動脈瘤《りゅう》などが破れた）、ＴＩＡ（一過性脳虚血発作）を脳卒中と呼びますが、ＴＩＡ以外は直ちに命にかかわり、一命をとりとめても後遺症が残ることがあります。その重篤な後遺症のひとつが認知症なのです。

かつては脳卒中後の認知症はすべて脳血管性認知症と診断されましたが、現在では脳卒中後の認知症には主に3つのタイプがあると考えられています。

ひとつはもともとアルツハイマー病の病変が進んでいて、脳卒中の発症をきっかけにアルツハイマー病の症状が出てくるという場合、もうひとつは、脳の血流障害や小さな脳梗塞（ラクナ梗塞）の多発によって大脳の神経細胞の線維が集まる白質が広範に冒され、脳血管性認知症を起こすもの、そして3つ目が脳出血や脳梗塞などで記憶にかかわる領域が一気に冒されてしまった結果として脳血管性認知症を起こすという場合です。

どのタイプも、脳卒中がきっかけで引き起こされるのですから、脳卒中の予防が脳卒中後の認知症の予防になります。

脳卒中やそのほかの脳血管障害の主な原因は血管の老化です。血液を全身に送る動脈は老化によって、動脈硬化を起こします。血管の内側、血管内膜が厚く、硬く、もろくなり、病変が起きやすくなるのです。病変ができてさらに進行し、破綻すると出血したり梗塞を起こします。心臓に酸素と栄養を送る血管で梗塞が起きれば心筋梗塞ですし、脳で出血や梗塞が起きれば脳卒中です。

動脈硬化は加齢によってだれにでも起きる血管の老化現象ですが、それを年齢以上に、あるいは病的に進め、病変のきっかけを作るのが高血圧、糖尿病、脂質異常症などの生活習慣病です。その生活習慣病につながるのはメタボリックシンドロームや肥満です。

ですから脳卒中後の認知症の予防には、原因であるメタボリックシンドロームや肥満の予防・改善が有効です。

メタボリックシンドロームや肥満の予防・改善、生活習慣病の予防・改善のために必要なのは、よく知られているように食生活に気を配り、運動を習慣化すること。特に運動に関しては、血管の老化を防ぎ、認知症を予防する効果があるというデータが得られています。それも特別な運動ではなくとも、1日15分のウォーキング程度の運動でも効果があると報告されています。

また、脳卒中の早期治療も重要です。例えば、脳梗塞を発症しても、発症から4・5時間以内ならt－PA治療（血栓溶解療法）、8時間以内なら血管内治療（血栓回収療法）を受けることができます。神経細胞へのダメージが広がる前の治療で、より早期に脳の血流を再開させることができれば、後遺症を残すことなく治すことが期待できます。

治療できる認知症

このように脳血管性認知症は予防できる認知症ですが、ほかのいくつかの認知症の原因疾患の中には治療することができるものもあります。甲状腺機能低下症や慢性硬膜下血腫、特発性正常圧水頭症などです。

甲状腺機能低下症は甲状腺ホルモンの分泌量の低下によって体のむくみや乾燥、不活発・無気力などのさまざまな症状が起きる病気ですが、高齢者の場合には認知症になることがあります。血液検査を経てこの病気だと診断されたときは、甲状腺ホルモンの補充によって症状は改善します。

慢性硬膜下血腫とは、転倒などで頭を打って脳の静脈から出血した後、その血液が脳と頭蓋骨の間にたまって塊（血腫）となって脳を圧迫するもので、認知症や歩行障害、片麻痺などのさまざまな症状が起きます。CTなどの画像診断で硬膜下血腫がわかったときには、頭蓋骨に孔《あな》を開けて細い管を入れて血腫を除去する手術（穿頭血腫洗浄ドレナージ術）を受けることができます。

特発性正常圧水頭症とは、脳脊髄《せきずい》液の流れが悪くなったために認知症状などが起きる病気です。脳脊髄液は「脳室」という脳の空洞内の組織から分泌され、脳の外側を満たして循環し、脳を保護しています。その脳脊髄液の生産過剰や循環障害、吸収障害などによって脳脊髄液が停留してしまうと水頭症になることがあります。

急性の水頭症では頭蓋内圧が高まって頭痛や嘔吐《おうと》、視力障害などの症状が現れますが、高齢者に起きる特発性正常圧水頭症では頭蓋内圧はそれほど高まらず、しかし認知症状が現れることがあります。CTなどの画像診断と髄液の検査（タップテスト）によって水頭症と診断されたときには、頭蓋骨に孔を開けて細い管を入れて脳脊髄液を腹腔に流す手術（脳室腹腔シャント術）などを受けることができます。

これら治る認知症を見逃さないためにも、認知症が疑われるときは早めに専門の医療機関を受診すべきです。

増える神経変性による認知症

さて、予防できる認知症、治療できる認知症があるとはいえ、ほとんどの認知症は残念ながら予防も治療もできません。33〜34ページで紹介した、認知症患者の9割以上を占める4疾患――アルツハイマー病、脳血管性認知症、レビー小体型認知症、前頭側頭型認知症のうち、予防できる脳血管性認知症を除いた3疾患は、現在のところ予防法も治療法もなく、患者が増え続けています。

最も患者が多いのはアルツハイマー病です。アルツハイマー病の脳では、脳活動の主役である神経細胞の内外に異常な蓄積物があって、神経細胞が傷害されていきます。そしてまず記憶にかかわる部位で神経細胞が脱落し、記憶障害が現れます。

ひとたび発症するとアルツハイマー病の進行は持続的で、徐々に悪化します。認知機能にかかわる部位で神経細胞が脱落し、脳はそこから萎縮し、機能が損なわれ、さまざまな認知症状が現れます。やがて脳の広範囲で機能が損なわれると体のコントロールができなくなり、寝たきりになって亡くなります。進行速度の個人差によって数年から20年と幅があるものの、発症後は平均10年で死に至るとされています。現在のところ根本治療法はなく、対応策としては薬物療法で進行を遅らせることしかありません。

このアルツハイマー病のように、脳の神経細胞が徐々に傷害され、脱落し、脳の機能が損なわれてしまう病気を神経変性疾患といいますが、レビー小体型認知症、前頭側頭型認知症も神経変性疾患です。

レビー小体型認知症は、1976年に日本の小阪憲司博士が発見した疾患です。以前はまれな病気と考えられていましたが、最近ではかなりの頻度で起きていると報告されています。調査によっては、認知症全体の15%ほどを占めるとするものもあるほどです。最近急に増加したわけではなく、認知症への分子生物学的なアプローチが進む中で、かつては脳血管性認知症やアルツハイマー病としてカウントされていた中にこの病気があったことが理由だと考えられています。

レビー小体とは神経細胞の内部の異常な蓄積物で、もともとはパーキンソン病の脳で発見されていました。パーキンソン病は手足の震えや動作が遅くなる、体のバランスが悪くなるなどの運動障害を起こす病気で、一般に認知症状はありません。ところが認知症の中に、脳の認知機能を担う部位の神経細胞にレビー小体が広く見られるタイプがあることがわかり、レビー小体型認知症が確認されました。レビー小体があり、神経細胞が脱落し、脳が萎縮していく。レビー小体が神経細胞の機能を失わせるのだろうと考えられていますが、原因や因果関係はわかっていません。

レビー小体型認知症には特徴的な症状があって、そのひとつは「幻視」、つまりまぼろしを見る精神症状です。そしてパーキンソン病と同じ運動障害が現れることもあります。進行性で、最終的にはアルツハイマー病同様、寝たきりになり死に至ります。

治療法はありませんが、アルツハイマー病の進行を抑制するコリンエステラーゼ阻害薬がレビー小体型認知症にも有効とされています。

前頭側頭型認知症は、脳の前頭葉と側頭葉という領域で、神経細胞が死滅し、脳が萎縮する「前頭側頭葉変性症」という一群の病気が原因となって起こります。神経病理学的には、①前頭葉変性型、②ピック型、③運動ニューロン疾患型の3つに分類されています（『認知症疾患治療ガイドライン2010』参照）。

どのタイプの前頭側頭型認知症でも神経細胞やグリア細胞に異常なタンパク質が蓄積し、神経細胞の死滅を引き起こしています。その異常なタンパク質のひとつがタウというタンパク質です。1998年、タウの異常を引き起こす遺伝子変異、つまり前頭側頭型認知症の原因遺伝子が発見されましたが、タウはアルツハイマー病にも大きくかかわるために、この発見はアルツハイマー病研究にもインパクトを与えました。

ただ、前頭側頭型認知症すべての発症メカニズムが解明されたわけではなく、根本治療法も開発されてはいません。現状では、行動障害を改善するための薬物療法などが行われています。

さて、この章では「認知症とは何か」を述べてきました。次章からは、私たちが研究の中心に据えているアルツハイマー病の病理に迫っていきます。

第2章　アルツハイマー病の症状と治療薬

アルツハイマー病、最初の患者

アルツハイマー病を見出《みいだ》し最初の症例を報告したのは、ドイツの精神科医アロイス・アルツハイマー博士（1864〜1915）です。

1901年11月26日、フランクフルト市立精神病院の精神科医長を務めていたアルツハイマーは、前日に入院したアウグステ・Dという51歳の女性を診察します。

その半年ほど前、彼女が急に嫉妬深くなり、次いで記憶力が低下していることに夫が気づきます。料理中に大失敗をする、ほかの家事もできなくなっていく、家の中をせわしく歩き回る、来訪者を恐れる、家の中のさまざまなものをどこかに隠してそれを見つけられない、不眠、不安などなど。家庭での生活は困難になり入院となったと、家庭医の紹介状や後にアルツハイマーが記した文書に見ることができます。

アルツハイマーによる最初の診察時のアウグステ・Dの様子は、カルテによると——自分の名前は答えるものの、姓はわからず、夫の名前も答えられない。いつからここにいるかという問いに「3週間前」と答える。ペンなどを見せて何かと問うと、見たときは答えるが、しばらくすると覚えていない。昼食で豚肉とカリフラワーを食べているときに何を食べているかを尋ねると「ほうれん草」と答え、さらにそこにはない食材を答える。自分の名前を書いてもらうと、書いている途中で忘れてしまい、一語ずつ教えるとそのとおりに書くことはできるものの、スペルを間違える――。

彼女の症状に注目したアルツハイマーは自ら診療を担当し、重要な症例になるだろうと、病気の経過を正確に記録するよう指示を出します。

アウグステ・Dは食事療法や温浴療法などの治療を受けますが、症状は進行し、会話も成立しなくなります。やがては寝たきりになり、自力では食事も摂れず、1906年4月8日、褥瘡《じょくそう》による敗血症のために亡くなります。55歳でした。

そのときアルツハイマーはミュンヘン王立精神病院に移っていましたが、転出後もアウグステ・Dについてフランクフルトと連絡を取り合っており、彼女の死は直ちに知らされました。アウグステ・Dの死を知ったアルツハイマーは、即座にカルテと脳の提供を依頼します。彼女の症状の背後には「特異な病気」があるのではないかと推測していたのです。

アルツハイマーの解剖研究室で分析されたアウグステ・Dの脳は萎縮しており、そしてふたつの病変が見出されました。ひとつは大脳皮質の全域に「顆粒状の病巣」が広がっていること、もうひとつは、内部に「線維の緻密な束」が詰まった無数の神経細胞があったことです。

　顆粒状の病巣とは、「老人斑」と呼ばれる病変で、アルツハイマーの報告以前にすでに発見され、「老年痴呆《ちほう》」の脳の特徴とされていました。中に線維の束が詰まった神経細胞というのは初めて報告された病変で、アルツハイマーはこれを「神経原線維変化」と呼び、アウグステ・Dの病状にかかわる重要な病変だと考えました。この「老人斑」「神経原線維変化」という用語は、この後幾度となく登場しますので、記憶にとどめておいていただけると幸いです。

　1906年11月3日、アルツハイマーはテュービンゲンで開催された第37回南西ドイツ精神医学会で、アウグステ・Dのケースを発表します。病状とその経過と脳の状態を紹介し、それまで知られていた「痴呆」やその他の精神疾患とは異なるのではないかと報告したのです。この講演録は翌年の精神医学雑誌に掲載されました。これがアルツハイマー病の最初の報告です。

　ただし学会では、アルツハイマーの発表は注目されることなく、質疑もないまま終わっています。ちなみに、ユングも出席していたこの学会で最も活発な論議を呼んだのは、フロイトの精神分析をめぐるいくつかの発表でした。

アルツハイマー病とは何か

アルツハイマーが報告した病気を「アルツハイマー病」と名づけたのはアルツハイマーの師であるエミール・クレペリン博士です。

アルツハイマーが同僚のペルシーニとともに、アウグステ・Dの症例と類似するケースを研究していく中、クレペリンは1910年刊行の精神医学教科書第8版でアルツハイマーらの報告する症例を紹介し、「アルツハイマー病」と命名します。当時はまだ4、5例の報告で、クレペリンの教科書では、珍しい、めったにない病気としての扱いでした。

その珍しい病気、アルツハイマー病が20世紀はじめのドイツで発見された背景には、まず、当時の西ヨーロッパが北欧と並ぶ、世界で最も長寿の地域だったことが挙げられます。

60歳以上の高齢者が少なくなかったドイツでは、すでに「痴呆」が問題になっていました。当時、圧倒的に多かった初老期以前の痴呆の原因は「進行麻痺《まひ》」(梅毒による認知症)ですが、50歳代以降の痴呆は「老年痴呆」と呼ばれ、老化と痴呆のかかわりについての研究が始まっています。

そのころのドイツは、結核菌を発見したロベルト・コッホに代表されるように優れた医学研究者が現れ、基礎医学の各分野が飛躍的に発展していった時期でした。精神科分野の痴呆研究においても解剖学や病理学の新たな発見が続き、血管性痴呆（脳血管性認知症）の解明が進みつつありました。アルツハイマーも痴呆研究に精力的に取り組んでいたひとりです。そうした中でアルツハイマー病は発見されたのです。

今も、「アルツハイマー病とは何か」といえば、基本的にはアルツハイマーが発見、報告したとおりです。脳が萎縮し、老人斑と神経原線維変化という病変が起きている認知症であり、やがて症状が進行し、最終的には死に至る、それがアルツハイマー病です。

発見から60年間ほど、アルツハイマー病は初老期の病気なのか、それまで「老年痴呆」と呼ばれていた病気もアルツハイマー病なのか、つまりアルツハイマー病と発症年齢についての論争が続きます。1970年代になって、アルツハイマー病は年齢にかかわらず発症する可能性がある病気として認められるようになります。そして平均寿命が延び、高齢者が増えていく中で、老年痴呆のほとんどは、アルツハイマー病であることが知られていったのです。

現在ではアルツハイマー病が認知症の最も多い原因であることは明らかで、患者数は2

図４　脳の断面図

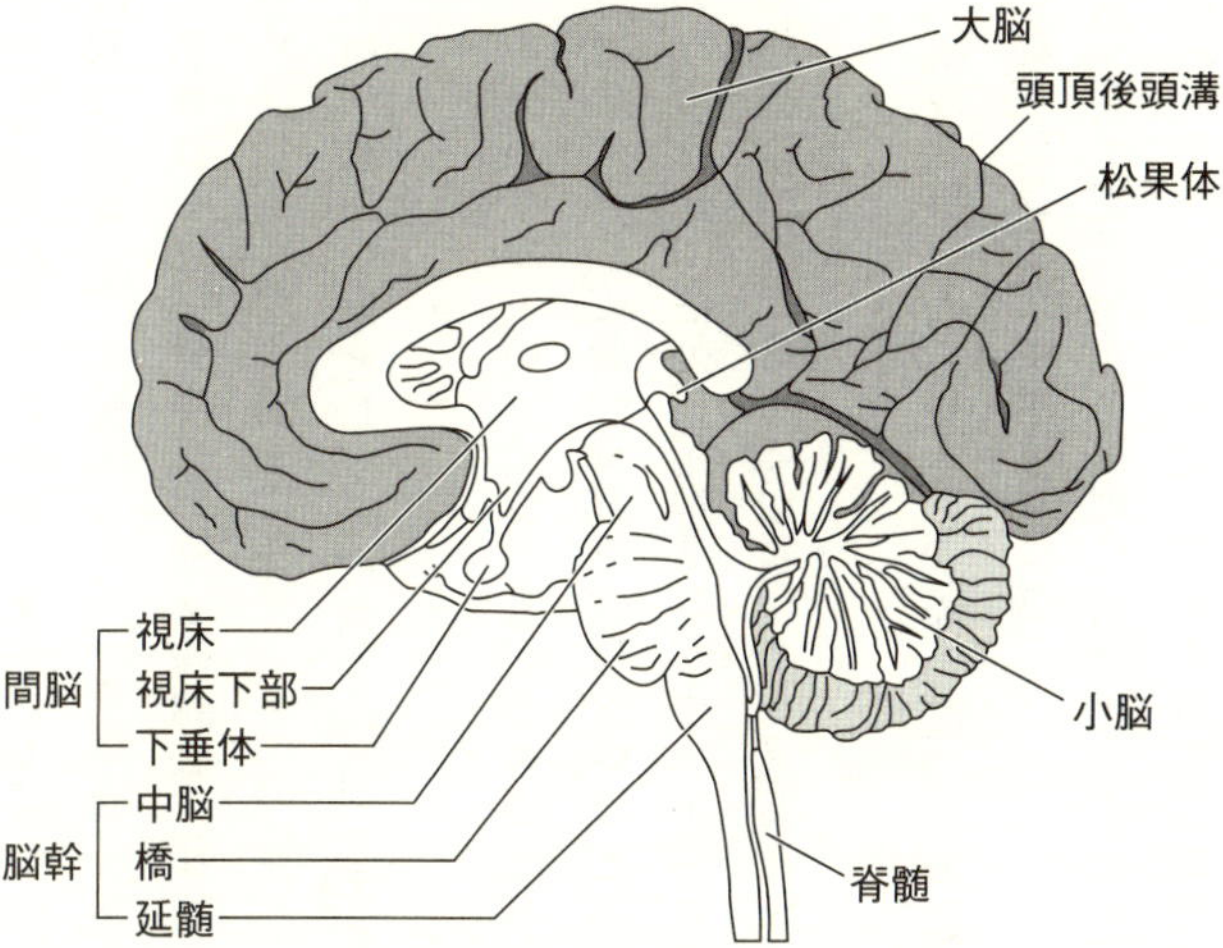

理化学研究所脳科学総合研究センター編『脳科学の教科書　こころ編』（岩波ジュニア新書）を参考に著者作成。

011年の時点で、世界で3400万人といわれています。

病変が起きるのは大脳皮質

アルツハイマー病の病変が起き、神経細胞が死に、減少する＝脱落するのは、脳の「大脳皮質」です。

脳は「大脳」「小脳」「間脳」「脳幹」などに分かれます（図4）。大脳は、左右一対の半球で、その名のとおり脳の多くを占めている大きな部位です。この大脳から小脳の脇を通って、間脳と脳幹がつながり、そこから脊髄《せきずい》が伸びています。

小脳の主な機能は体をスムースに

動かすなど運動機能の調整ですが、ある種の記憶にも大きくかかわります。

間脳は、「視床」「視床下部」「下垂体」などからなり、自律神経の中枢として働き、感覚や情報の中継、ホルモン分泌の調整、体内時計の調節といった機能を担っています。

脳幹は、「中脳」「橋」「延髄」などの器官から構成され、呼吸や血液循環、消化といった生命活動の中枢としての役割を担い、また大脳の情報の中継点としての機能を持ちます。

アルツハイマー病で病変が広がる大脳皮質とは、大脳の表面の神経細胞が集まっている部分です。大脳皮質の神経細胞は2㎜ほどの厚さに6層の層構造をなしており、ここでヒトの高度な知的活動、精神活動が生み出されています。大脳皮質の下、つまり大脳の内部は神経線維の束である「白質」で、大脳皮質の神経細胞が情報伝達・情報交換をする場です。

大脳皮質は外から見ると、深い溝で「前頭葉」「側頭葉」「頭頂葉」「後頭葉」という4つの領域に区分けできます（図5）。

後頭葉は視覚情報を処理し画像イメージを担う領域です。頭頂葉は触覚や皮膚感覚、空間における体の位置や動きに関する情報処理を担当する領域で、判断・理解を担う領域も

図5　脳左半球の表面図

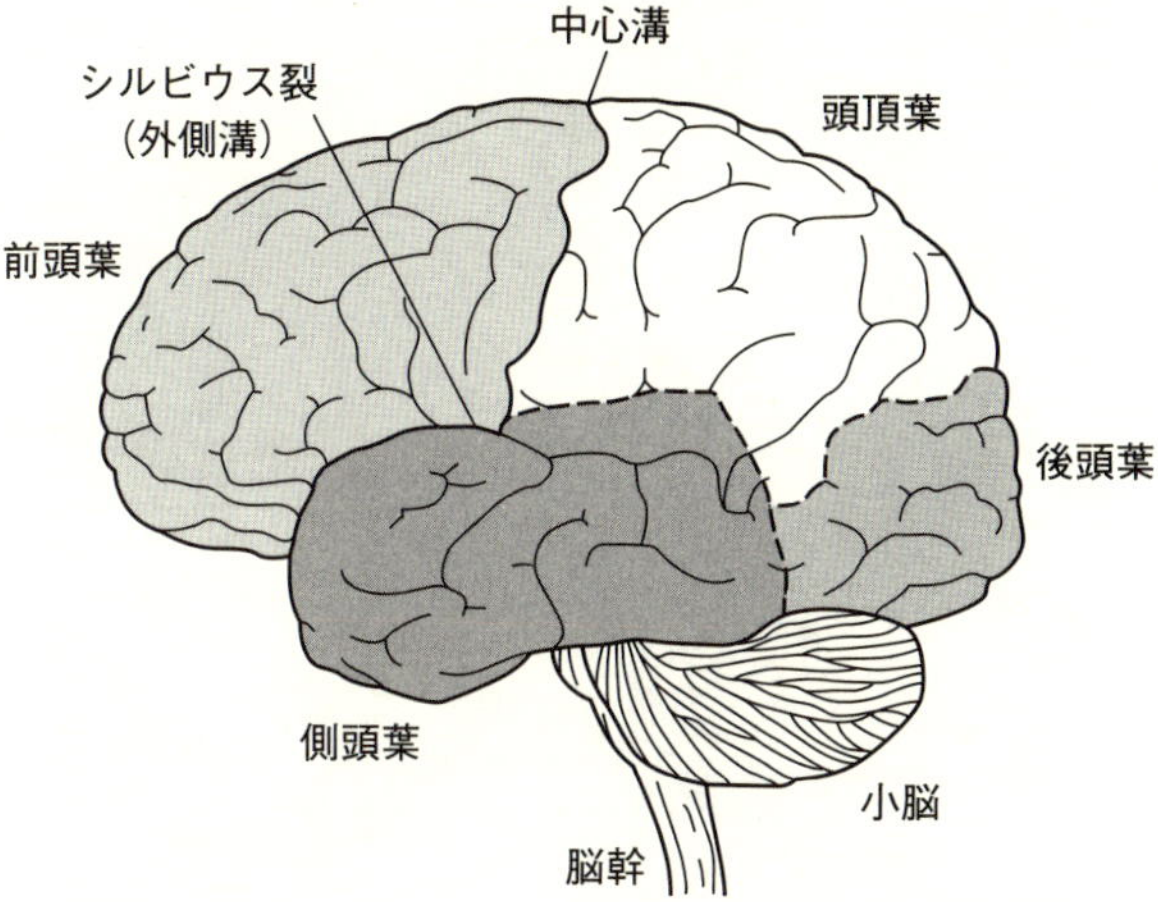

理化学研究所脳科学総合研究センター編『脳科学の教科書　こころ編』(岩波ジュニア新書) を参考に著者作成。

あります。側頭葉は形態の認知、聴覚情報の処理、言語の理解にかかわり、記憶の保管を担当する領域でもあります。前頭葉には運動機能を司《つかさど》るほか、言語の発話を担当する部分があり、意思、計画性、判断、想像、抑制、共感、知的作業の振り分けなどをし、脳の機能全体を統括する領域があります。

大脳半球の内側、側頭葉の裏あたりには、「扁桃体《へんとうたい》」や「海馬」などの部位がある領域、「大脳辺縁系」が位置しています。扁桃体は「好き・嫌い」を判断し、喜び、恐怖などの情動にかかわる部位で、海馬は記憶や学習に深くかかわる部位です。

図6　海馬と嗅内野

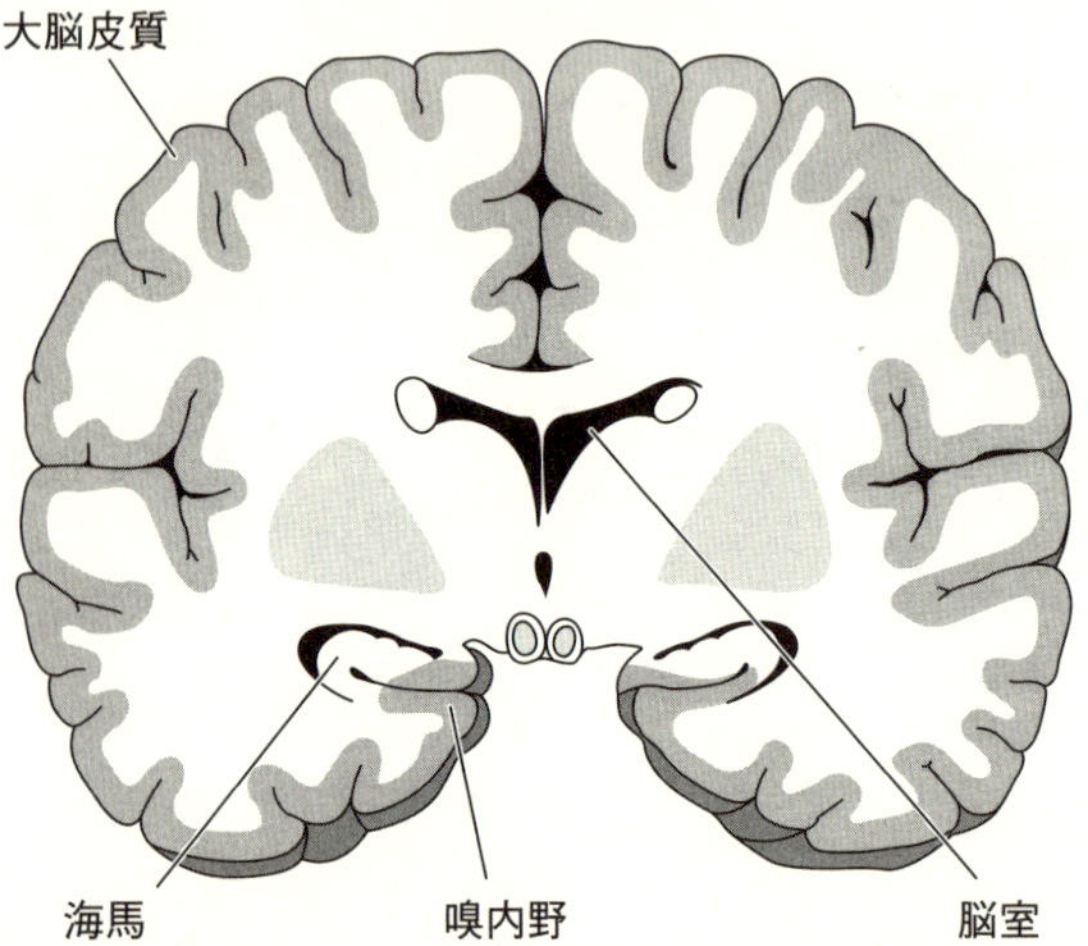

図版提供：理化学研究所脳科学総合研究センター

アルツハイマー病で最初に神経細胞死が起きるのは、この海馬に神経細胞を投射する（軸索を向かわせる）嗅内野のあたりです（図6）。

なぜ記憶・学習の障害が起きるのか

海馬は記憶の形成の場として働きますが、担っているのは「意識される記憶」です。

「意識される記憶」のひとつは、知識として認識される「意味記憶」です。例えば「東京とロンドンの時差は9時間（ただしサマータイム導入時は8時間）」と知っている。「日経平均株価とは」と問われたときに、「日本経済新聞社が毎日公表している株価指数で、東証一部上場企業からピックアップした225銘柄から算出している」などと知っている。こうした「知っている」記憶が意味記憶といえます。

もうひとつの「意識される記憶」は、自分自身の体験、出来事に関する記憶、「エピソード記憶」です。「この店には学生のころ仲のよかった友達とよく来たものだ」といった思い出や、「きょう、新たな取引先の担当者と会った」などの体験、「来週の木曜に歯医者に行く」などの予定、つまりは「どこで、だれと、何をしたか・するか」といったときに「覚えている」と感じる記憶がエピソード記憶です。

こうした「意識される記憶」が作り出され「近時記憶」となり、その中から必要に応じて「遠隔記憶」が形成されていく場所が海馬です。

体験をし、例えばものを見て目から入った情報ならば、その電気信号は後頭葉の視覚野で処理されてから前頭葉や頭頂葉で、ごく短い、数秒から1分程度の「即時記憶」としてメモのように使われます。そこで何を見たかが瞬時にわかるのです。そして必要な情報の信号は海馬のすぐそばの嗅内野に伝わり、嗅内野から海馬へと流れ込みます。

海馬は神経細胞がびっしりと並ぶ、小指ほどの大きさの器官です。信号は海馬の神経細胞を次から次へと伝わり、その中で情報が整理され、すでに持っている情報との関連づけがなされて、近時記憶としてまとめられます。近時記憶は数分から数日、せいぜい1か月程度の記憶です。

近時記憶の中で重要なものは遠隔記憶としてまとまります。この遠隔記憶が海馬から嗅内野を経て大脳皮質の側頭葉に送られて、また記憶によっては側頭葉からさらに大脳皮質のさまざまな場所に送られて、数週間から数十年に及ぶ長期的な記憶として保管されると考えられています。

このように記憶情報の信号は、海馬への入出力時に嗅内野を通ります。つまり嗅内野は記憶や学習に必須の場所ですが、アルツハイマー病で最初に神経細胞死が起きるのが、この嗅内野なのです。

嗅内野で神経細胞死が起きると信号の受け取り、送り出しがうまくいかなくなります。続いて神経細胞死は海馬に及び、近時記憶は作られにくくなり、遠隔記憶の送り出しにも支障が起きます。見たこと、聞いたことが覚えられない、新しいことを覚えられないといった記憶や学習の障害が起きるのです。

大脳皮質に広がる神経細胞死

嗅内野―海馬が傷害されると、新たな記憶は作られにくくなります。しかし記憶のメモパッドである即時記憶は使うことができ、大脳皮質に保管されている遠隔記憶の想起はできます。その場で見聞きした状況は言葉にできて会話は成立しますし、「昔」のことを思い出すこともできる。つまり「覚えている」のです。ところが、「さっきのこと」「少し前の出来事」は覚えていない。これがアルツハイマー病初期の症状です。

アルツハイマー病変と神経細胞死は海馬のあたりからその周辺へと広がり、さらに大脳外側の領域へと広がっていきます。側頭葉、頭頂葉、後頭葉……と続いて神経細胞死が起きていき、それぞれの部位が担っていた機能が損なわれるのです。

側頭葉の遠隔記憶の保管場所が冒されると、近い記憶から順に記憶が失われます。言葉の障害（失語）、時間や場所の混乱（見当識障害）も、側頭葉のそれぞれの機能を担う部位の神経細胞死から起きます。

神経細胞死が頭頂葉に及ぶと、空間認識の障害、まとまった動作や行為ができない（失行）といったことが起こります。後頭葉で神経細胞死が広がれば、物や人を見ても、何かわからない、だれかわからない（失認）という症状も出ます。

知的な活動を生む前頭葉に神経細胞死が及ぶと、症状はより悪化します。目的に向けて段取りをし、手順を踏んでやり遂げることができないという実行機能障害が生じ、仕事や家事が、複雑なことからできなくなります。さらに失行などほかの認知症状とあいまって、入浴や着替え、食事など、ごくあたりまえの動作もできなくなっていきます。さらに機能障害に付随して重度の行動・心理症状（ＢＰＳＤ）が現れるために、病状は一層深刻になります。

最初のアルツハイマー病患者、アウグステ・Ｄのケースを振り返れば、典型的なアルツハイマー病の症状を示していたことがわかります。

彼女の最初の症状は「嫉妬深くなった」ことでした。今しがた夫が外出した、その目的を忘れてしまうので夫の行動を疑ったのです。少し前の記憶がないからです。次いで周囲が気づくほどの記憶力の低下があり、料理の失敗、家事ができないといった実行機能障害が起きています。そして記憶障害の進行や見当識障害から家の中を歩き回る、ものをしまい込んでそのこと自体を忘れるようになり、失認で知人の顔が見分けられなくなります。入院時には言葉の障害、失語の症状も出ています。また、ＢＰＳＤである不眠、不安、幻覚、妄想なども現れていました。

しかし大脳以外の間脳、脳幹、小脳などは、アルツハイマー病がかなり重度になるまで冒されることはなく、それらの脳の各部位が担う機能は保たれています。そのため消化器、呼吸器、循環器などの生命維持に必要な働きや、運動器の働きは損なわれずにいます。記憶に関しても、例えば楽器を弾く、自転車に乗る、慣れ親しんできた道具を使うといった「体が覚えている記憶」「手続き記憶」は障害されません。こうした「意識されない記憶」には海馬―大脳皮質ではなく、小脳が大きくかかわっているからです。

このように大脳皮質が冒されていても、脳のほかの部位は維持されるのがアルツハイマー病の大きな特徴です。脳の構造は基本的には多くの動物に共通していますが、大脳は哺乳類や鳥類で発達した脳であり、大脳皮質はとりわけヒトで発達している。その大脳皮質でこそアルツハイマー病が起きている、逆にいえば、この病気がヒトならではの病気であることを示しています。

大脳以外の機能は保たれるとはいっても、最終的にアルツハイマー病は脳全体へと広がっていきます。そうなると、生命維持にかかわる機能も損なわれていき、寝たきりになり、やがては死に至ります。アウグステ・Dも入院後、次第に重症化して最期は寝たきりになり死亡しています。

神経細胞の脱落が神経回路の破壊を起こす

ここまで見たように、アルツハイマー病で神経細胞死、つまり、神経細胞の脱落が起こると、その部位が担う機能が障害され、認知症状が起きます。

体のほかの臓器、例えば肺や肝臓、腎臓などであれば、一部の細胞が死滅し、損傷した場合でも、ダメージはあるにせよ、残った部分が代償して臓器の機能は回復します。ところが脳では、ある部位が損傷するとその部位の機能が代償されることは非常に難しく、基本的に回復は望めません。

機能が代償されにくいのは脳という臓器の特徴によります。まず脳では部位ごとに固有の機能を持っています。そして神経細胞のほとんどは分裂後細胞であること、さらに脳の部位ごとの機能は神経細胞が互いにつながって形成された神経回路によって果たされていること、こうした特徴があるため、ひとたび損傷した部位は代償されにくいのです。これがアルツハイマー病の治療を困難なものにしている理由でもあります。

分裂後細胞とは胎児期に分化し、生涯そのまま分裂せずに生き続ける細胞です。成人の神経細胞のほとんどは分裂後細胞ですから、神経細胞の脱落は不可逆的です。二度と入手できないコンピュータの機能素子を消失したようなもので取り返しがつきません。それだけではなく、神経細胞は必ずほかの神経細胞とつながり合い、神経回路を形成して総合的に機能を発揮しますが、神経細胞の脱落は、神経回路の要である「シナプス」を減少させ、神経回路の破壊につながってしまいます。

シナプスは、神経細胞がほかの神経細胞とつながる接合部です。

神経細胞はふたつのタイプの突起、枝分かれした「樹状突起」と、1本の「軸索」を持ち（図7）、ほかの神経細胞と接しています。樹状突起はほかの神経細胞からの電気信号の情報を受け取る、いわば「入力アンテナ」です。樹状突起が受け取った電気信号は細胞体を通り、「出力装置」である軸索から次の神経細胞へと伝達されます。軸索は長く伸びる形状から、神経線維とも呼ばれますが、先端は小さく枝分かれして必ずほかの神経細胞と接しています。その接合部がシナプスです。

シナプスは密着しておらず、軸索の先端と次の細胞との間には、何万分の1㎜ほどではありますが隙間、「シナプス間隙《かんげき》」があります。電気信号はシナプス間隙を飛び越えて伝わることはできません。そこで軸索を伝わってきた電気信号はシナプスで化学物質に形を変えます。

図7　神経細胞（ニューロン）

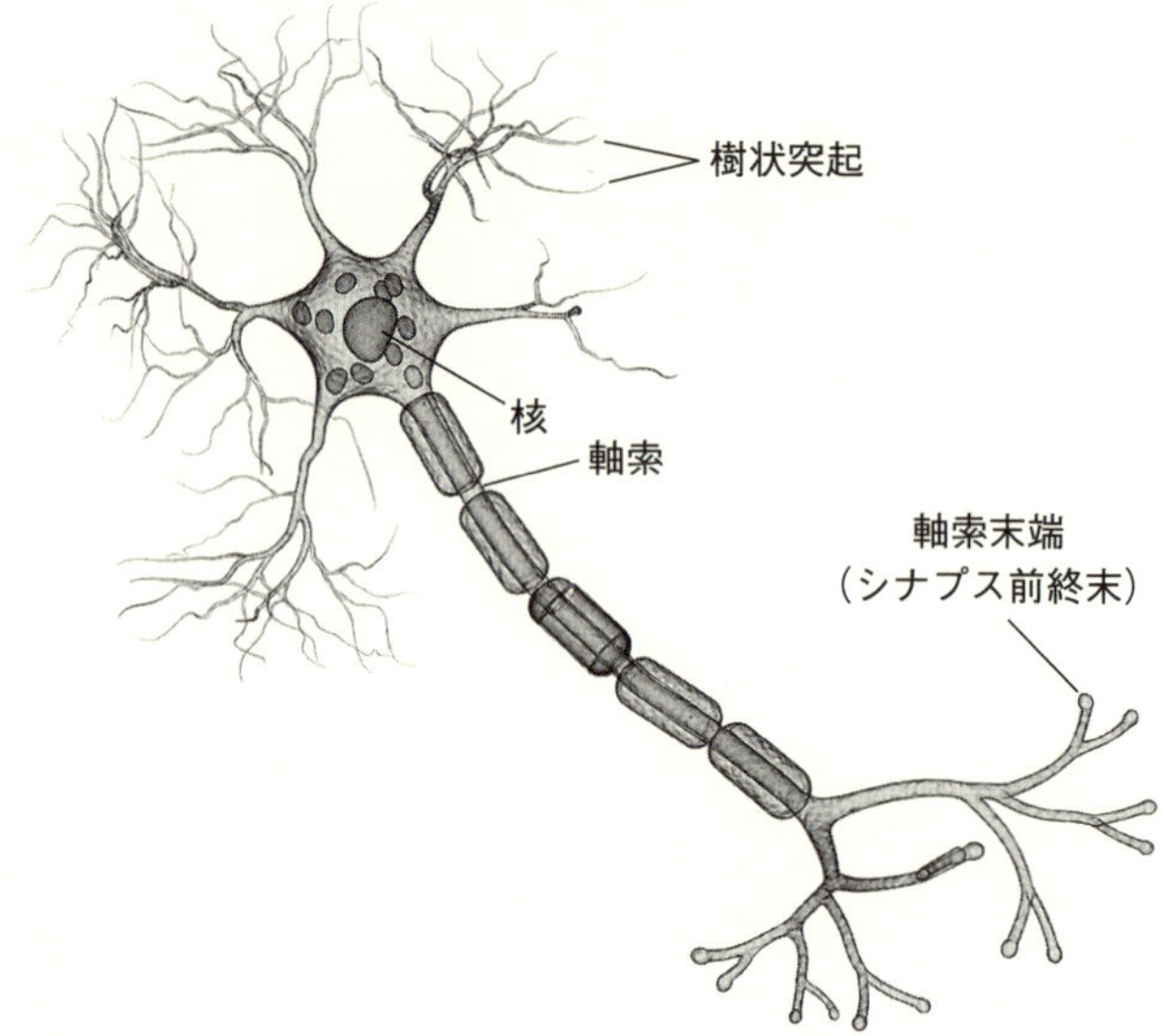

画像：ゲッティ・イメージズ

軸索の終末のこぶ状に膨らんだ部分（シナプス前終末）にはシナプス小胞があって、ここに「神経伝達物質」と呼ばれる化学物質が蓄えられています。電気信号がシナプス前終末に到達すると、シナプス小胞はシナプス間隙に面した細胞膜、シナプス前膜に融合し、神経伝達物質が放出、拡散されます。この神経伝達物質が次の神経細胞の樹状突起のスパイン（棘突起《きょくとっき》）の細胞膜、シナプス後膜の受容体と結合し、そこで電気信号に形を変えて情報が伝わっていきま

図8　シナプス

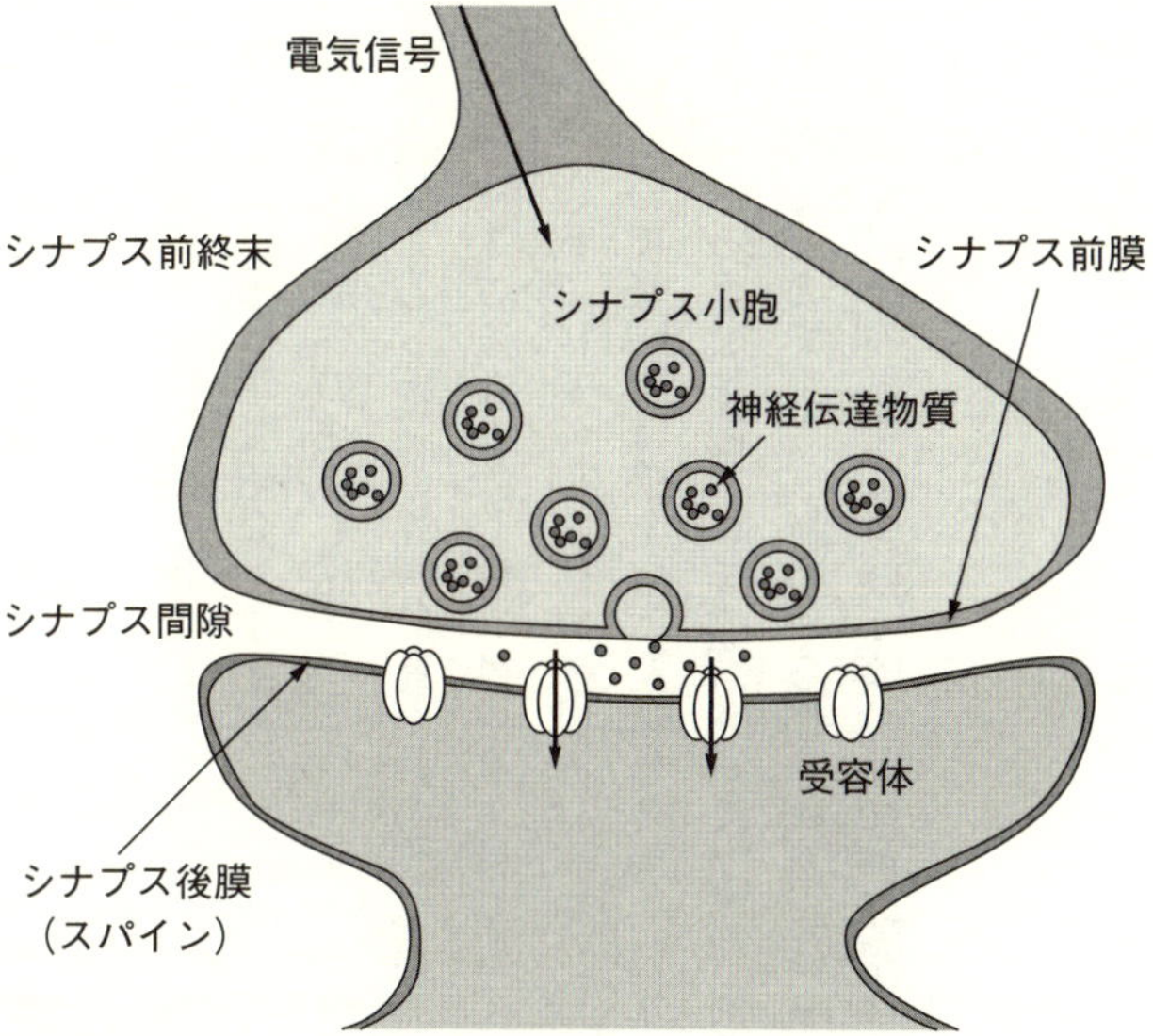

脳科学辞典（https://bsd.neuroinf.jp/wiki/）より一部改変。

す（図8）。

ひとつの神経細胞には100 0〜1万個ものシナプスがあり、シナプスで情報を伝える神経伝達物質は100以上もの種類があります。シナプスで電気信号が化学物質に変わることによって情報の伝達速度はぐんと落ちますが、多種多様なコミュニケーション、複雑な情報処理ができるようになります。体の制御から知的活動、精神活動まで生み出すことができるのです。

神経細胞の脱落は、シナプスを変性させ、シナプス数を減少させていくことにほかなりません。システムが破壊され、脳の高度な働きが失われてしまうのです。

よってアルツハイマー病治療では、より早期の発見と治療が求められます。その研究の現状は第5章、第6章で紹介します。

一方、再生医療への注目も高まっています。神経幹細胞の発見以来、脳疾患治療のための神経幹細胞・ES細胞の移植研究が行われており、またiPS細胞の応用が検討されていることはマスコミなどでしばしば取り上げられています。

しかし、現状では脳の再生医療の試みは、生体内で神経を再生するには至っていません。また、個々の神経回路は脳全体と連結し合っていますので、この連結を再現することはかなり難しいだろうと想像されます。さらに、神経回路に保存されていた記憶力や判断力は初期化されていますから、初めから作り直さなければなりません。アルツハイマー病治療のための神経回路の再生については、それが可能なのかどうかもわからないというのが実際のところです。

現在、アルツハイマー病の根本治療薬はありませんが、症状の進行を抑える薬物療法があります。コリンエステラーゼ阻害薬とＮＭＤＡ（ＮメチルＤアスパラギン酸）受容体拮抗薬による治療です。

コリンエステラーゼ阻害薬は以下の３剤が使用されています。

- ●ドネペジル（商品名　アリセプトおよびその後発品）
- ●ガランタミン（商品名　レミニール）
- ●リバスチグミン（商品名　リバスタッチパッチ、イクセロンパッチ）

ＮＭＤＡ受容体拮抗薬は１剤が使用されています。

- ●メマンチン（商品名　メマリー）

コリンエステラーゼ阻害薬とＮＭＤＡ受容体拮抗薬は、どちらも神経伝達物質に作用する薬ですが、先に開発され、現在も治療の中心となっているのはコリンエステラーゼ阻害薬です。中でも、後述する杉本八郎博士が開発した日本発の薬ドネペジルは広く世界で使用されています。商品名の「アリセプト」はご存知の方も多いでしょう。

コリンエステラーゼ阻害薬は、神経伝達物質のアセチルコリンの働きを強める作用を持っています。

パーキンソン病治療法とアルツハイマー病

アルツハイマー病の治療薬としてコリンエステラーゼ阻害薬が登場したのは1990年代ですが、開発のきっかけは1970年代にありました。1976年、エジンバラ大学のピーター・デービス博士らが、アルツハイマー病の脳では神経伝達物質のひとつであるアセチルコリンを合成する酵素が減少しているという研究結果を発表。同時期、ほかの研究グループも、アルツハイマー病では、アセチルコリンの数値が落ち込んでいるという報告をしたのです。

アルツハイマー病研究で神経伝達物質が注目されたのには、パーキンソン病研究の成果がかかわっています。

パーキンソン病は手足の震え、緩慢な動作、小刻み歩行、バランスの障害などの症状が現れる神経変性疾患です。アルツハイマー病よりも早く、1817年にイギリスの医師、ジェイムズ・パーキンソンによって発見され、20世紀に入ると、パーキンソン病の脳では、大脳基底核の黒質という部分の神経細胞の脱落・消失が起きていることがわかりました。

長らく原因も、発症機序もわからず、治療法のなかったパーキンソン病ですが、1950年代後半から1960年ごろにかけて、治療法開発につながる大きな発見がありました。スウェーデンの薬理学者、アルビド・カールソン博士が、ドーパミンが運動活動の制御に重要な働きをする神経伝達物質であることを発見し、いくつかの研究グループがパーキンソン病では脳の線条体という部位のドーパミンが著しく減少していることを発見したのです。

やがて、黒質の神経細胞の脱落と症状との関係がわかります。ドーパミンを産生する神経細胞は黒質にあり、その軸索を線条体に伸ばしています。線条体は身体の動きにかかわり、特に無意識の動作に関与している部位です。黒質の神経細胞が働くと線条体でドーパミンが放出され、それが線条体の神経細胞を活動させ、身体がスムースに動きます。ところが黒質の神経細胞が脱落するとドーパミンの産生が減少し、線条体での放出が不足して身体の動きに影響し、パーキンソン病の症状が出現するわけです。

そこで、ドーパミンを補い症状を改善する治療法が考えられました。ただし、脳の毛細血管には、必要な物質だけを脳内に供給し、脳内で産生された不要な物質を血液中に排出する血液脳関門と呼ばれるインターフェースがあり、ドーパミンそのものを投与しても脳内に送り込むことはできません。その名のとおり、余計な物質を脳内に入れない「関門」なのです。そこでドーパミンの前駆物質であるL‐ドーパを投与するドーパミン補充療法が開発され、効果が確認されました。

ドーパミン補充療法は当初は注射で、1967年には内服薬が開発され、パーキンソン病の治療が大きく進展します。それまでは発症後何年かで寝たきりになったり亡くなったりしていた患者の状態が大きく改善されたのです。

神経変性疾患であること、50歳代、60歳代の発症が多い加齢にともなう疾患であること、ほとんどは遺伝とかかわらないこと――こうしたパーキンソン病の特徴はアルツハイマー病と共通しています。パーキンソン病のドーパミン補充療法の開発はアルツハイマー病研究に大きなインパクトを与え、アルツハイマー病研究においても神経伝達物質が注目されるようになりました。そしてアルツハイマー病ではアセチルコリンという物質の分泌の減少が発見されたのです。

アセチルコリン仮説から治療薬の開発へ

アセチルコリンは、脳内では記憶や思考、学習にかかわる神経伝達物質です。1970年代後半、アルツハイマー病の脳でアセチルコリンが減少していることがわかりました。さらに1980年代、アルツハイマー病の脳では、脳の深部、大脳基底核のアセチルコリンを産生する神経細胞が減少していることがわかり、これこそがアルツハイマー病の原因だとするアセチルコリン仮説が登場したのです。

この仮説を受けて、アセチルコリン補充療法の開発が始まります。パーキンソン病のドーパミン補充療法にならった方法でアセチルコリンを増やそうというわけです。

アセチルコリンもドーパミンと同様、血液脳関門を通過することができないので、アセチルコリンの前駆物質を投与する方法が試されます。アセチルコリンの主な材料はコリン、さらにその前駆物質はレシチンという物質で、それぞれを投与する方法です。しかしどちらもアルツハイマー病の症状を改善させることはできず、補充療法は失敗に終わりました。

そこで補充療法以外の方法の開発が求められました。

アセチルコリンは脳で産生、作用、分解を繰り返しています。アセチルコリンはコリンとアセチルCoAを材料に神経細胞で産生され、シナプス小胞に蓄えられます。神経細胞を伝わってきた電気信号がシナプス前膜に達すると、シナプス小胞はシナプス前膜に移動して融合し、アセチルコリンがシナプス間隙へと放出され、拡散します。拡散したアセチルコリンが次の神経細胞に到達してシナプス後膜の受容体に結合すると電気が生じ、電気信号を発生して伝達がなされます。

ここでアセチルコリンの神経伝達物質としての作用は終わりますが、アセチルコリンが受容体に結合したままでは不都合が生じるので、コリンエステラーゼという分解酵素によって分解されます。この分解酵素は受容体に結合したアセチルコリンやシナプス間隙にあるアセチルコリンに結合し、コリンと酢酸に分解します。そこで生じたコリンの一部は神経細胞に回収されて、アセチルコリンの材料として再利用されます。

こうしたアセチルコリンの動きから、アセチルコリンの産生、作用、分解のそれぞれに働きかける治療法が考えられました。

アセチルコリンの産生を増やす、前駆物質の投与による補充療法はすでに失敗しています。

続いてアセチルコリンの作用にかかわる方法が考えられました。アセチルコリンは受容体に結合して働くので、受容体で同じような働きをする物質（アゴニスト）を投与し、受容体を刺激すれば、アセチルコリンが減少しても神経細胞で電気信号を発生させることができ、認知症状の改善が期待できます。しかしアゴニストの開発も実現していません。

そこで製薬会社が注目したのは、アセチルコリンの分解に働きかける方法です。アセチルコリンが減少しているアルツハイマー病の脳では、分解酵素コリンエステラーゼが正常に働くと、次の神経細胞に到達して受容体に結合するアセチルコリンが少なくなり、情報伝達に支障が生じます。分解酵素の働きを止めることができれば、受容体に結合するアセチルコリンが増え、結果としてアセチルコリンを補充するのと同様の効果を期待できると考えたのです。

コリンエステラーゼ阻害薬とは

分解酵素のコリンエステラーゼの作用を阻害する薬剤の開発がターゲットになったのは、コリンエステラーゼを阻害する物質はすでに発見され、農薬として利用されていたからです。

　１９３２年、ドイツで有機リン化合物が人体への毒性を持つことがわかりました。その一方で、ドイツの企業複合体ＩＧ・ファルベンのゲルハルト・シュラーダーが有機リン化合物の殺虫作用を発見し殺虫剤を開発、これをさきがけとして、第二次世界大戦後には有機リン系農薬が殺虫剤として盛んに使われるようになります。

　この有機リン系農薬の作用が、コリンエステラーゼ阻害作用だったのです。虫もヒトも、基本的な脳神経の情報伝達の仕組みは同じです。有機リン化合物が虫の脳に入ると、コリンエステラーゼの作用を阻害し、アセチルコリンを過剰にさせます。すると情報伝達に異常が生じ、運動神経、自律神経の働きがかく乱され、運動が止まり、呼吸が止まって虫は死ぬのです。

　現在の有機リン系農薬に使用されている化合物は、大量に摂取しないかぎりは人体に影響を及ぼすことはないとされています。しかし、かつて使われていた有機リン系農薬の一種、パラチオンは人体に対する毒性が非常に強いことがわかり使用禁止になっています。また、シュラーダーらが新たな殺虫剤を開発する過程で合成したのが猛毒のサリンです。化学物質で最も毒性が強いといわれる化学兵器ＶＸガスも、コリンエステラーゼ阻害作用を利用したものです。

アルツハイマー病治療薬としてのコリンエステラーゼ阻害薬の開発では、脳内でのアセチルコリンの働きを補って情報伝達を正常化させ、それでいて強い毒性がない物質を探し出すことが求められました。

ポイントは、「可逆性」と「脳にだけ効く」こと。パラチオンやサリンなどの強い毒性は、ひとたびコリンエステラーゼに結合すると絶対に分離しない性質＝不可逆性からもたらされます。分解酵素に結合しても、その後に分離する性質＝可逆性があれば情報伝達をかく乱するほどのアセチルコリンの過剰は抑えられますから、可逆性を持つ物質が望ましいのです。

もうひとつは脳の情報伝達のみを改善して、末梢《まっしょう》の組織には影響がない物質が望ましいということ。コリンエステラーゼと呼ばれる酵素には、主に脳でアセチルコリンを分解するコリンエステラーゼのほかに、血清や肝臓など、末梢の組織に多いブチリルコリンエステラーゼがあります。コリンエステラーゼ阻害作用を持つ化合物には、どちらにも作用するものが多く、そこで末梢に毒性・副作用が出ます。前述の農薬もサリンもそうです。ブチリルコリンエステラーゼには作用しない、つまりは中枢神経のコリンエステラーゼへの選択性が高い阻害薬が求められました。

このふたつの条件をクリアしたのが、当時エーザイ株式会社におられた杉本八郎博士（のちに京都大学、同志社大学教授を歴任）が開発したドネペジル塩酸塩（商品名アリセプト）です。1000を超える化合物の中から、条件に合う化合物を探索し、創薬まで10年以上の時間をかけて、ドネペジルが誕生したのです。

ドネペジルとそのほかの薬

ドネペジルは1996年、FDA（アメリカ食品医薬品局）によってアルツハイマー病治療薬として承認され、翌1997年、アメリカとヨーロッパで、1999年には日本で、発売が開始されます。

すでに1990年代、ドネペジル以前にアルツハイマー病治療薬としてのコリンエステラーゼ阻害薬は登場していました。しかしその薬には強い副作用があったのです。ドネペジルは、副作用が少ない、作用時間が長い、生体利用率が高いといった優れた特徴を持ちます。特に作用時間が長く1日1回の投与で済む点は、患者にも家族にも大きなメリットであり、世界中で広く使われるようになっていきました。

ドネペジルはアルツハイマー病の進行を9か月から1年程度、遅らせることができるといわれています。つまり効果は1年程度ということになりますが、その後も進行を緩やかにするといわれ、軽度から高度まで、アルツハイマー病のどの段階でも使用することができるため、長期間使用できる薬とされています。

すでに紹介したように、現在日本で使用されているコリンエステラーゼ阻害薬には、ドネペジルのほかにガランタミン、リバスチグミンがあります。

ガランタミンはコリンエステラーゼ阻害作用のほかに、アセチルコリンの放出を増やすカルシウムイオンなどに作用するニコチン受容体を刺激する作用も持ちます。そして、ドネペジルよりもアルツハイマー病の進行を抑制する期間が長いという報告があります。しかしガランタミンも吐き気や嘔吐《おうと》など消化器系の副作用があり、また、処方は1日2回です。リバスチグミンはパッチ剤で、1日1回、身体に貼って使うので、飲み薬の管理の難しくなった患者にも薦められます。ガランタミン、リバスチグミンは軽度から中等度のアルツハイマー病の治療に使われます。

もう一種、日本で使うことができるアルツハイマー病治療薬メマンチンは、グルタミン酸仮説に基づく薬です。

グルタミン酸も脳内では記憶や発達にかかわる神経伝達物質のひとつですが、アルツハイマー病の脳では常に過剰に放出されています。そこで記憶の生成に異常が生じ、同時にグルタミン酸を放出する神経細胞を破壊する、さらに、グルタミン酸の受容体のひとつであるＮＭＤＡ受容体が常に刺激され続けることで、情報の受け手側の神経細胞も傷害を受けて脱落する、これによってアルツハイマー病が起きるというのがグルタミン酸仮説です。

この説に基づいて開発されたのがメマンチンで、ＮＭＤＡ受容体に結合し、受容体がグルタミン酸に持続的に刺激され続けることを防ぎ、神経細胞の脱落を防ごうという薬です。仮説から見れば、初期のアルツハイマー病で効果があるはずですが、実際には初期のアルツハイマー病への効果は薄いとされ、中等度から高度のアルツハイマー病に対して用いられます。副作用にはめまいや頭痛などがあります。メマンチンの効果はドネペジルと同等だといわれており、ドネペジルなどとは作用機序が違うので、併用ができて相乗効果があるとされています。

以上のように、現状のアルツハイマー病治療薬による治療は、根本治療ではなく、症状の進行を遅らせる対症療法です。

アルツハイマー病病態の解明と根本治療法の開発へ

アルツハイマー病の根本治療法の開発のためには病態の解明、つまり、原因や発生機序（発生のメカニズム）を明らかにすることが必要になります。

病気、特に内因性の病気のプロセスは「川の流れ」にたとえることができます。最上流に原因があり、下流にはさまざまな現象や症状がある。下流の症状を出現させないためには、より上流に働きかけることが有効です。

コリンエステラーゼ阻害薬開発のベースであるアセチルコリン仮説は、1980年代には病態機序の有力な仮説でした。しかし現在では下流の現象を説明するものと考えられています。グルタミン酸仮説もまた、下流の現象を示すものと考えられます。ですからこれらの仮説に基づく治療は、対症療法でしかないのです。

より上流の、源流すなわち原因がはっきりすれば、それこそが根本治療法のターゲットになります。

1980年代以降、アルツハイマー病研究に分子生物学が導入され、病態の解明が進みました。ところが、根本治療薬の開発には到達していません。

それはなぜなのか。次章以降で分子生物学の導入で明らかになってきたアルツハイマー病の病態、そして治療法開発のこれまでを見ていきます。

第3章　アルツハイマー病の病変に迫る

アルツハイマー病の脳の特徴

アルツハイマー病になった人の脳は萎縮します（図9）。成人の正常な脳は1400g程度ですが、アルツハイマー病発症後10年の脳は800～900gほど。脳は小さくなり、脳室という髄液のたまる部分が広がっています。大量の神経細胞が死に、減少した、すなわち脱落した結果です。

そして脳には2種類の異常が見られます。第2章で紹介したように、「老人斑」と「神経原線維変化」という病変です（図10）。老人斑は神経細胞の外側に、数μmから数百μmほどの大きさで、シミのように広がっています。神経原線維変化は神経細胞の中に起きていて、糸くずがたまったように見えます。

これらのアルツハイマー病の脳の特徴を最初に報告したのは、前述のとおり、ドイツの精神医学者、アルツハイマー博士です。

1906年、アルツハイマーは患者の脳を剖検し、萎縮を確認。そして当時開発されたばかりのビルショウスキー染色という組織を染める技法を用い、やはり登場したばかりの解像度の高い光学顕微鏡を使って脳の状態を分析しました。その結果、捉えられたのがふ

図9　アルツハイマー病患者の脳のMRI画像

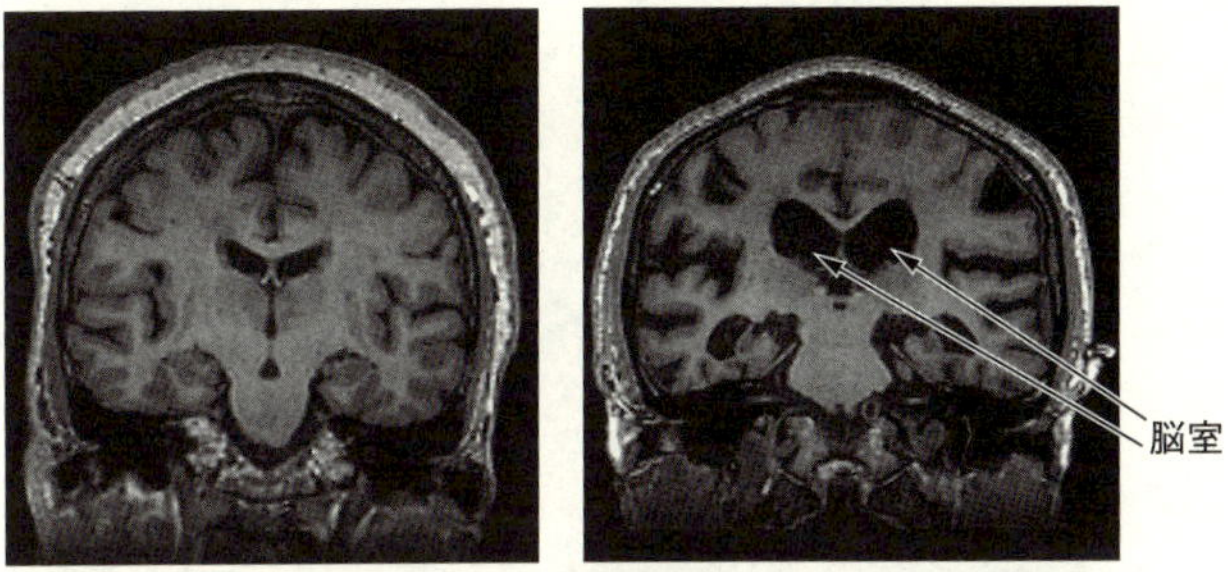

神経細胞死のために脳が萎縮し、
脳室が拡大する。

画像提供：量子科学技術研究開発機構・島田斉博士

たつの病変だったのです。老人斑はアルツハイマー病以前にも、その存在は知られていましたが、神経原線維変化はアルツハイマーが初めて報告した病変でした。

老人斑と神経原線維変化

アルツハイマー病で認知症の症状が起きるのは神経細胞の脱落によるものですが、ではいったい何が原因でアルツハイマー病になり、どのように神経細胞死が引き起こされるのでしょうか。

手掛かりとして注目すべきは、当然ながらその脳の病変、老人斑と神経原線維変化です。

それぞれの病変の「正体」は何か。１９０６年のアルツハイマーの報告以降、脳の萎縮、老

図10　老人斑と神経原線維変化

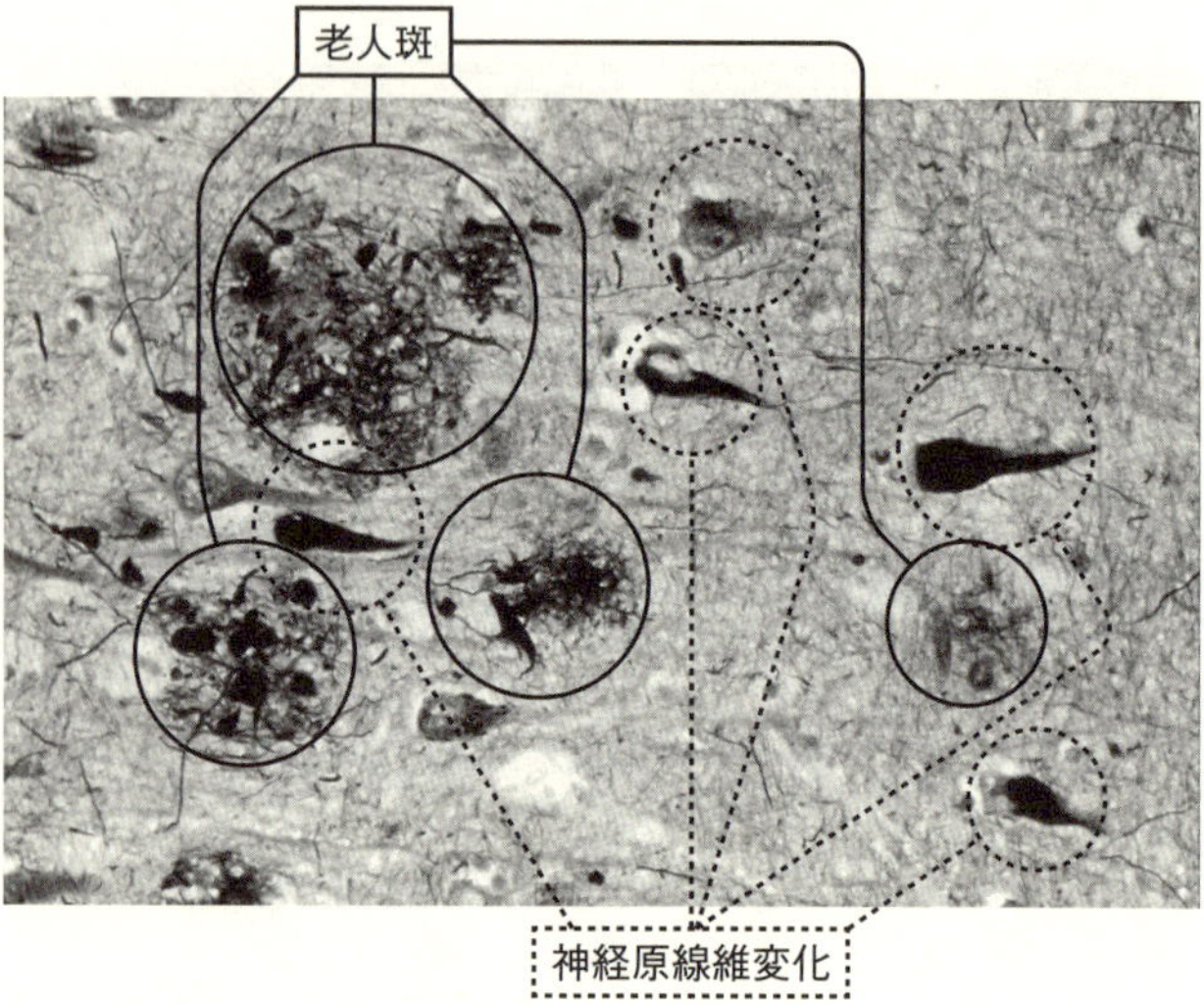

画像提供：東京大学大学院医学系研究科・岩坪威教授

人斑、神経原線維変化の3つの特徴がアルツハイマー病を示すものであることが次第に確認されていき、中でも老人斑と神経原線維変化のふたつの病変をターゲットとしたアルツハイマー病研究が始まりました。

　1927年、老人斑の中心にある物質はアミロイドというタンパク質であることがわかりました。アミロイドとは、ラテン語の「amylum（澱粉《でんぷん》）」からとられた、「澱粉様物質」という意味の言葉です。19世紀、人の組織から取り出されたねばねばとした沈着物が澱粉反応を示したので、ドイツの病理学者ルドルフ・ウィルヒョウ博士がアミロイドと名づけました。その後、物質はタンパク質だとわかりますが、呼び名はそのまま使われています。

ただ、老人斑についてそれ以上の解明は進まず、神経原線維変化については全くわからないまま、半世紀が過ぎます。

ふたつの病変を詳しく観察できるようになるのは１９６０年代です。

このころ、病理研究に電子顕微鏡が使用されるようになります。アルツハイマー病研究にいち早く電子顕微鏡を導入したアメリカの病理形態学者ロバート・テリー博士は、老人斑と神経原線維変化の微細構造を明らかにしていきます。そして特に老人斑について、中心にはアミロイド線維が絡まり合った塊があり、その周りを変性した神経細胞が取り囲むようにある姿を確認します。

同じころ、神経原線維変化について、直径約１０㎚の２本のフィラメントがらせん状により合わさっている線維（ＰＨＦ＝paired helical filament）の集合体であることをイギリスの神経解剖学者マイケル・キッド博士が発見します。

こうした、いわば現象論的な研究が続けられる中で、当初は特殊な、めったにない「初老期の痴呆《ちほう》症」だと考えられていたアルツハイマー病は、実は高齢者の「老年痴呆」と同じ病気であるということがわかっていきます。高齢の「老年痴呆」の患者の死後脳にも、アルツハイマー病の病変があることが明らかになっていったからです。そこで、アルツハイマー病と、それまでいわれていた「老年痴呆」とを区別する必要はないという考え方が主流になります。

しかもこのころには平均寿命が延び、高齢者が増え、アルツハイマー病の患者自体が増えていきました。アルツハイマー病研究の重要性が増すとともに、病変を解明する研究も進展していくことになります。

老人斑とは何か

老人斑の中心にあるのがアミロイドだということはわかりましたが、それが「βシート構造」という、タンパク質にはよくある立体構造を持った細い線維状のものであることは1960年代にわかります。しかし、アミロイドとは体内のさまざまなところに沈着するタンパク質の呼び名であって、老人斑のアミロイドの実体はわかりませんでした。

体には多種多様なタンパク質があります。よく知られているようにヒトの体の構成成分の60～70％は水分ですが、次いで20％を占めているのがタンパク質です。タンパク質は細胞や組織を作り、ヒトの体を支えています。さらに、代謝をはじめとする体内の化学反応を進める触媒として働くさまざまな酵素もタンパク質ですし、タンパク質を作り出すときに働くタンパク質もあります。体内では10万種類ともいわれるほどのさまざまなタンパク質が作り出されています。未知の、性質のわからないタンパク質はあまたあるのです。老人斑のアミロイドも電子顕微鏡で外見は捉えられてもそれ以上はわからない、未知のタンパク質のひとつでした。

この老人斑のアミロイドに迫る新たな方法が用いられたのは1970年代です。

タンパク質はアミノ酸の連なりですから、タンパク質ひとつひとつの性質を決めるのはアミノ酸の配列です。老人斑のアミロイドの実体を知るにはアミノ酸配列を特定しなければなりません。老人斑の中心にある塊には、アミロイドとともにさまざまな物質が混じり合って蓄積しています。その中からアミロイドを精製し、これを生化学的分析で同定していこうという病理生化学のアプローチです。

具体的には、まず凍結した老人斑のある死後脳をすりつぶし、遠心分離機やクロマトグラフィー（物質を分離・精製する技法）などを用いて組織などを取り除き、純粋なアミロイドだけを取り出します。その精製されたアミロイドをさらに溶解して、分析していくわけです。ところがアミロイドは強固で、強力な試薬にも溶解せず、精製は困難を極めます。多くの研究者が挑戦しては撤退していきました。

１９８０年代に入ると研究は大きく進展し、１９８４年、ついに大きな発見がなされました。アメリカの病理学者ジョージ・グレンナー博士とケイン・ウォン博士がアミロイドを精製してタンパク質を分離、そのタンパク質のＮ末端側から２４番目までのアミノ酸配列を決定したのです。

タンパク質を構成するアミノ酸は、必ずアミノ基（$-NH_2$）とカルボキシル基（-COOH）と呼ばれる部分を持ち、あるアミノ酸のカルボキシル基と次のアミノ酸のアミノ基との間で反応が起きて結合していきます。するとタンパク質は、一方の末端ではアミノ基（$-NH_2$）が、もう一方の末端ではカルボキシル基（-COOH）が余ります。そのアミノ基（$-NH_2$）が余った側をＮ末端側、カルボキシル基（-COOH）が余っている側をＣ末端側と呼びます。

グレンナー博士らが分離したのは、アミノ酸約４０個の連なりからなるタンパク質でした。そのＮ末端側から中ほどまでのアミノ酸配列がわかったというわけです。

このタンパク質は、「アミロイドβペプチド」と名づけられました。「β」は、アミロイドのβシート構造を指し、ペプチドとは小さな分子量のタンパク質であることを示しています。つまり、β構造のアミロイドタンパク質の断片といった意味です。

「アミロイドβペプチド」は研究者間では、「Aβ（エーベータ）」と呼ばれますが、本書では「アミロイドβ」と記します。この単語も本書の根幹をなす重要な用語ですので、ご記憶いただければ幸いです。

さて、アミロイドβはほんとうに老人斑の実体なのか。グレンナー博士らがこのタンパク質を発見した当初、いささかではあるものの疑念がありました。というのも、グレンナー博士らが分離・分析したアミロイドは老人斑そのもののアミロイドではなく、アルツハイマー病患者の脳の血管内に蓄積していたアミロイドだったからです。

アルツハイマー病やダウン症の脳では血管内にもアミロイドが蓄積していることが、このころには知られていました。グレンナー博士らは、血液中のアミロイド関連物質をアルツハイマー病の指標とした診断法の開発を期待し、血管内の蓄積物を分離し分析したのです。

その結果、翌1985年、グレンナー博士らは、老人斑のアミロイドと血管内のアミロイドがほとんど同じであることを発見します。さらに、そのころオーストラリアのコリン・マスターズ博士とドイツのコンラッド・バイロイター博士らの研究グループがアルツハイマー病とダウン症の老人斑を精製し、グレンナー博士らが発見したタンパク質と同じタンパク質を分離します。両者の研究から、アミロイドβは、老人斑の実体であることが明らかになりました。

アミロイドβの発見によって、アミロイドβを識別するタンパク質（抗体）を作り出すことが可能になりました。これによって、老人斑を可視化できるようになりました。すると、例えばアミロイドの密度の高い芯（核）を持つ典型的な老人斑といえるタイプのほかに、核を持たない密度の低いタイプもあることがわかりました。現在ではさらに老人斑の細部まで研究され、細かな分類がなされています。

神経原線維変化とは何か

もうひとつの病変、神経原線維変化の実体がわかったのも、やはり１９８０年代です。神経原線維変化は前述のとおりＰＨＦという線維の集合体ですが、このＰＨＦは溶媒に溶けず酵素にも分解されにくい物質です。細胞の中の物質は、通常、細胞膜を出入りするので、溶けやすく、また分解しやすい性質を持ちます。ところが細胞の中にありながら、この線維の塊は分解しにくい、つまり異常な物質です。

1985年から86年にかけて、複数の研究グループがこの神経原線維変化の構成成分は「タウ」というタンパク質で、神経原線維変化はそのタウが異常蓄積したものであることを明らかにします。

タウは神経細胞の中の物質輸送に欠かせないタンパク質です。

すべての細胞は細胞の内外で必要とされるさまざまな物質を作り、そしてその物質を細胞内の必要な場所へと輸送するシステムを持ちます。神経細胞でも、作り出された物質は細胞のすみずみまで、長い軸索の先までも運ばれなければなりません。細胞体から細胞の各所へ、鉄道線路のようにレールの役割をするタンパク質が何本も通り、その上を貨物列車の役割をするタンパク質が荷物を運ぶように物質を運びます。レールにはさまざまなタイプがありますが、その代表は細胞骨格のひとつ「微小管」で、微小管に結合したり離れたりして微小管の安定性を調整する、いわば枕木のような働きをしているのがタウです。

PHFになって神経原線維変化の構成成分になっているタウは、過剰にリン酸がくっついた異常な状態になっていました。リン酸化したタウは微小管から離れ、固まって、さらに「ユビキチン化」という異常が起きて分解されにくいPHF構造になり、細胞の中に蓄積していたのです。このようにPHFがリン酸化、ユビキチン化したタウであることを同定したのは、井原康夫博士（当時、東京都老人総合研究所）でした。

こうしてPHFの構成成分がわかり、神経原線維変化の主成分が特定され、それを検出する抗体を作ることができるようになると、神経原線維変化までには至っていないものの、同様の物質がアルツハイマー病の脳ではできていることもわかりました。

先に起きるのは老人斑か神経原線維変化か

老人斑と神経原線維変化とそれぞれの構成成分がわかった1980年代後半、このふたつの病変はどうかかわっているのか、どちらが先に起きるのか、どちらがより本質的な原因なのかが問題になりました。

先に起きる病変は病気のより根本的な原因であり、その病気を決定づけていると一般に考えられます。第2章で述べたように、病気のプロセスは「川の流れ」にたとえられます。

最も上流に源があり、小さな流れが起きて次第に水量を増し、下流では広い川となる川の流れのようなもので、上流にこそ原因があるし、上流こそが水をコントロールできるポイントです。病変が順次発現していく流れ（「カスケード」といいます）を知り、より上流の病変を知ることは病気の予防や治療の重要なポイントになります。「カスケード」の本来の意味は、階段状に連続する滝のことです。

病変の時系列を知るにはどうするか。現在では分子イメージング技術によって、老人斑の実体であるアミロイドβも神経原線維変化の実体であるタウも、それぞれ、ある人の脳のどこにどれだけ蓄積しているかを画像で確認することができます。しかし、これが可能になったのは、アミロイドβは2002年、タウについては2013年のことでした。

画像検査法がなかったころは、病理解剖で脳の状態を知るよりほか手立てがありませんでした。しかし、アルツハイマー病と診断された患者の脳では、すでに最下流である神経細胞死にまで至っているので病変の時系列がわかりません。アルツハイマー病を発症していない人でも、高齢になるに従ってアルツハイマー病病変はありますが、個人差が大きく、やはり時系列を明らかにすることはできません。

そこで調べられたのがダウン症患者の脳です。

ダウン症患者の脳には老人斑も神経原線維変化も現れる、それも早期（30歳代）から病変が現れ始めることがわかっていました。もちろん病変が発生することはアルツハイマー病を発症することと必ずしも一致しませんから、ダウン症の人がみなアルツハイマー病になるということではありません。しかし病変が若いうちから現れるので、年齢と病変のかかわりがわかりやすいのです。

ダウン症患者のさまざまな年代の死後脳が調べられました。すると、大脳皮質では老人斑は30歳代から見られたのに対して、神経原線維変化は40歳以降で起きていた。つまり、老人斑の方が先に生じる病変だといえます。この結果は1989年にイギリスのデイビッド・マン博士によって発表されています。

ちょうどそのころ、井原博士は認知症ではない高齢者で、神経原線維変化がない脳に、老人斑があることを見出《みいだ》しています。また、神経原線維変化がある脳には多くの場合、老人斑が存在しています。

こうして、老人斑の方が神経原線維変化よりもアルツハイマー病の上流に位置しているだろうと考えられるようになります。では、アルツハイマー病により独特な（特異的な）病変は老人斑と神経原線維変化のどちらかといえば、これも老人斑です。老化以外で老人斑が見られる病気はアルツハイマー病、ダウン症、慢性外傷性脳症（CTE。かつてボクサー脳後遺症、パンチドランカーと呼ばれた疾患）だけなのに対し、神経原線維変化が見られるのはこの3つの病気だけではなく、前頭側頭型認知症、進行性核上性麻痺《まひ》ほか、さまざまな

図11　老人斑および神経原線維変化を伴う疾患・病態

老人斑	神経原線維変化
アルツハイマー病 ダウン症 慢性外傷性脳症（CTE）	アルツハイマー病 ダウン症 慢性外傷性脳症（CTE） 進行性核上性麻痺 亜急性硬化性脳炎 前頭側頭型認知症 結節硬化症 硬化性血管腫 髄膜血管腫症 筋緊張性ジストロフィー 水頭症 ピック病 レビー小体型認知症 …その他

岩田修永・西道隆臣『アルツハイマー病の謎を解く』（中外医学社）より一部改変。レビー小体型認知症では、タウ蓄積が少ないか、ほとんど認めない症例もある。

病気があります（図11）。

このことから、老人斑が根元的にアルツハイマー病の原因にかかわっているといえるのです。アルツハイマー病の「主犯」は老人斑であり、その主成分であるアミロイドβだろうという見方が強くなっていきました。

アミロイド仮説

老人斑の実体、アミロイドβの発見は同時に、アミロイドβの元になるタンパク質の探索＝そのタンパク質を生み出す遺伝子探索のスタートでした。

アミロイドβは四十数個のアミノ酸が連なる、分子量でいえば約4000のペプチド（断片）ですから、こうした断片は必ず、もっと大きなタンパク質から分解されて生み出されるだろう、そのタンパク質の遺伝子こそが、アミロイドβを生み出す遺伝子と考えられたのです。

アミロイドβの特定後、世界のいくつもの研究グループが一斉に遺伝子クローニングに取り組みます。遺伝子クローニングとは、DNAの断片を分離し増幅させるプロセスです。まずは基本として目的のタンパク質の核酸塩基配列を決定、つまり遺伝子の解析をすることになります。

グレンナー博士らの決定したアミロイドβのアミノ酸配列を元に、アミロイドβの前段階のタンパク質の遺伝子がクローニングされたのは1987年です。いくつもの研究グループがほぼ同時にこの遺伝子にたどり着きましたが、塩基配列をすべて明らかにしたのは、ドイツのコンラッド・バイロイター博士とオーストラリアのコリン・マスターズ博士らのチームでした。

この遺伝子と、遺伝子が生み出すタンパク質は、アミロイドβ前駆体タンパク質（beta-amyloid precursor protein）＝APPと名づけられます。そして、培養細胞での実験によって、ＡＰＰが酵素によって切断されると、アミロイドβが作り出される＝分泌されることが確認されます。

ＡＰＰは、約７００個のアミノ酸配列、分子量約７万のタンパク質です。アミロイドβはアミノ酸配列約４０で、分子量は約４０００。ＡＰＰの特定の部位が酵素によって切断されるとアミロイドβが切り出されるのです。ＡＰＰを切断するハサミの役割をする酵素はアミロイドβの分泌（secretion）を促すというので、セクレターゼと名づけられました。

こうして、老人斑の実体であるアミロイドβの「由来」がわかりました。つまりはアルツハイマー病に至る流れの源流がわかったのです。そこで提唱されたのがアミロイドカスケード仮説＝アミロイド仮説です。

――神経細胞で産生されるＡＰＰからアミロイドβが切り出され、神経細胞外に放出されると、何らかの理由でこれが神経細胞の周りに蓄積（沈着）して老人斑になる。この老人斑が神経細胞にダメージを与えるなどの問題を引き起こし、シナプスや神経細胞が傷害され、細胞内部では神経原線維変化が起きる。そして神経細胞の機能障害、神経細胞死が起き、認知症になる――

これは仮説であって、アルツハイマー病の成り立ちを説明するひとつのストーリーです。しかし、それまでに、あるいはそれ以降に考えられたさまざまな「仮説」の中で、最も病気の進行に合致し、そして矛盾の少ないストーリーだったのです。

アルツハイマー病の原因はアミロイドβにあるとするアミロイド仮説は、その後、アルツハイマー病の原因遺伝子が見つかり、その遺伝子があるとアミロイドβの産生が増加することが明らかになる中で、ゆるぎないものになっていきます。

そのアルツハイマー病の原因遺伝子について、次章で詳しく紹介しましょう。

第4章　アルツハイマー病の遺伝子

アルツハイマー病家系とは

家族や親族が認知症になってアルツハイマー病と診断されると、多くの人は「自分もアルツハイマー病になるかもしれない」と不安になります。さらには「アルツハイマー病は遺伝するのではないか」「アルツハイマー病になりやすい家系かもしれない」と心配する人もいます。

しかし家族がアルツハイマー病と診断されたとしても、患者が高齢であればアルツハイマー病の家系とは断定しにくいといえます。血縁の中に何人もの患者がいた場合を除けばアルツハイマー病の家系ではないと考えられます。

たしかにアルツハイマー病が多発するアルツハイマー病家系は存在し、世界で約650家系が確認されています（2015年時点）。このような遺伝するアルツハイマー病が、家族性アルツハイマー病です。家族性アルツハイマー病のほとんどは、発症年齢が64歳以下と区分される早発型（若年性）アルツハイマー病で、多くは30歳代〜50歳代で発症しています。

ただし、確認されている家系数から家族性アルツハイマー病は非常に少なく、アルツハイマー病患者の1％以下と推定されています。アルツハイマー病の99％以上は、家系にかかわらないアルツハイマー病、すなわち孤発性アルツハイマー病です。そして孤発性アルツハイマー病では、65歳以上の高齢で発症する晩発型が圧倒的に多いのです。

では、アルツハイマー病家系ではない多くの人はアルツハイマー病の遺伝には無関係かというと、そうとはいえません。孤発性アルツハイマー病は高齢になるほど患者が増えますし、人は長生きをすれば確実にアルツハイマー病になると考えられています。そして後で紹介するように、孤発性アルツハイマー病にも遺伝的な要因がリスクとなる場合がありますます。ですから、広い意味ではすべての人は家族性アルツハイマー病の潜伏期間にあると考えることもできますし、すべての家系が広い意味でのアルツハイマー病家系だということもできます。

家族性でも孤発性でもアルツハイマー病は同じ病理があり、症状も同様ですから、家族性に関する知見の多くは孤発性にも当てはまります。アルツハイマー病を解明するためには遺伝要因の研究が必要だという意味でも、だれもが家族性アルツハイマー病とは無関係ではありません。分子レベルで病気の原因を探るためには、遺伝子の異常が病気を引き起こすことを証明する必要があります。つまり家族性アルツハイマー病の原因遺伝子の探索は、アルツハイマー病全体の解明、そして予防法・治療法開発には不可欠なのです。

実際、家族性アルツハイマー病の研究から、アルツハイマー病解明へ向けたさまざまな成果が得られています。

優性遺伝と劣性遺伝

家族性アルツハイマー病は、常染色体優性遺伝を示します。

ヒトのすべての細胞には、遺伝子情報を伝えるＤＮＡがあります。細胞の核の中でＤＮＡはタンパク質に絡まっていて、その状態はよく「ＤＮＡの糸がタンパク質の糸巻きに巻き取られている」とたとえられます。

ただ、ふだんはＤＮＡの糸はゆるくほどけた状態で、細胞分裂をするときにコンパクトに巻き取られ、折りたたまれ、染色体を形成します。塩基性の色素で染めると顕微鏡で観察できるので「染色体」と名づけられました。

染色体の数は、父母それぞれから２３本ずつ受け継いだ計４６本です。２３本の染色体がそれぞれ母親由来、父親由来の遺伝子の１セットに相当します。

常染色体とは、４６本の染色体のうち、２本の性染色体以外の２２対《つい》４４本の染色体をさします。２２対の対ごとの染色体はほとんど同じなので相同染色体といい、長さの順に１番から２２番までの番号がつけられています。同じ番号の１対２本の相同染色体には、同じ数の遺伝子があり、同様に働く遺伝子が同様の位置にあります。その対をなすふたつの遺伝子は互いに対立遺伝子と呼ばれます。

図12　ヒトの染色体

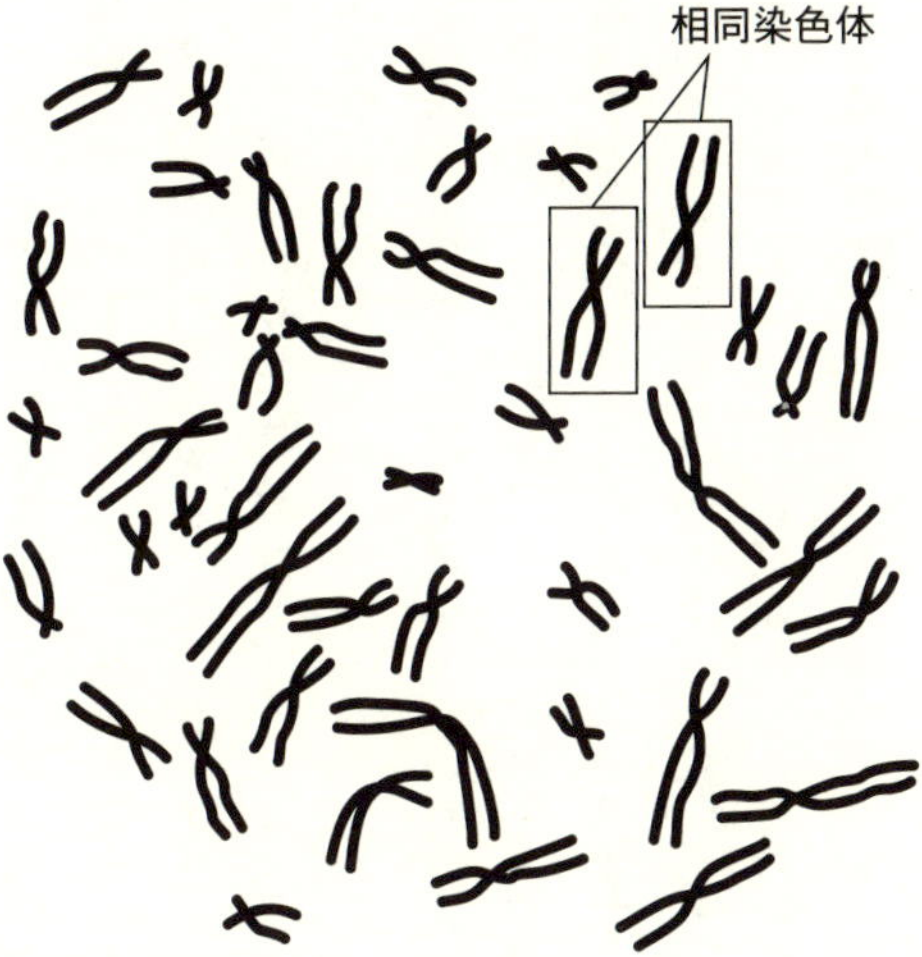

丸山敬・西道隆臣『人はなぜ痴呆になるのか』（丸善ライブラリー）より作成。

　この対立遺伝子に違いがあるとき、遺伝で決まる特徴が外面にどう現れるかは、優性遺伝か劣性遺伝かという遺伝様式に左右されます。

　遺伝様式というと、「二重まぶたは優性遺伝で、一重まぶたは劣性遺伝」、「親指がよくそるのが優性遺伝で、そうではないのは劣性遺伝」、「耳垢《みみあか》のウエットタイプは優性遺伝で、ドライタイプは劣性遺伝」などは、聞いたことがある方も多いでしょう。

耳垢についてもう少し詳しく見るとこうです。ウエットタイプの耳垢の遺伝子をW、ドライタイプの遺伝子をwとしたとき、両親から1本ずつ相同染色体を受け継ぐので、対立遺伝子の組み合わせとしては、WW、Ww、wwというパターンが考えられます。

ふたつの遺伝子のうち、ひとつでもその遺伝子があると特徴が現れるものを優性遺伝といい、その遺伝子を優性遺伝子といいます。ウエットタイプ遺伝子（W）とドライタイプ遺伝子（w）では、ウエットのWがドライのwに対して優性です。そこで、Wがひとつでもあったときには耳垢はウエットになります。ドライwはウエットWに対して劣性なのでWと同時にあるときは発現せず、ふたつそろったときだけ、耳垢がドライになります。そこで対立遺伝子のパターンがWWとWwの場合はウエット、wwのときだけはドライな耳垢になるわけです。

「それなら特徴が出やすいウエットな耳垢の人が多いはずだが、自分も含めて周りにはドライタイプが多い」と思われるかもしれません。実際日本人にはドライタイプが多いのですが、ドライタイプが多く見られるのは東アジアだけで、東アジア以外ではほぼ全員がウエットタイプです。もともとヒトが持っていたのはウエットタイプの遺伝子で、約2万年前のモンゴルあたりに突然変異によってドライタイプの遺伝子が出現したと考えられています。

遺伝子疾患の遺伝様式

遺伝子疾患の発症も、遺伝様式によって決まります。

常染色体上のある遺伝子疾患を引き起こす変異した遺伝子がAで、正常な遺伝子ａに対して優性なとき、ふたつの遺伝子とも変異しているＡＡの遺伝子型の人と、ひとつが変異しているＡａの遺伝子型の人はどちらも発症します。正常な遺伝子をふたつ持ったａａの遺伝子型の人は発症しません。

このように変異した遺伝子ののる常染色体を一方の親から受け継いだだけで発症する遺伝様式が、家族性アルツハイマー病が示すような常染色体優性遺伝です。

この優性遺伝様式では、遺伝子がふたつとも変異しているＡＡの遺伝子型よりも、ひとつだけが変異しているＡａの遺伝子型の方がはるかに多くなるので、患者は多くの場合、Ａａの遺伝子型を持っています。このとき両親のどちらかが患者だと、子どもはＡかａのどちらかひとつの遺伝子がのった染色体を受け継ぐので、子どもが発症するか否かは１／２

の確率になります。親から子へと、病気は直接、受け継がれることになるわけです。そして、その子どもが発症したとき、次の子どもがその疾患を発症する確率も、1／2になります。

これに対して、優性なAが正常遺伝子で、劣性なaが変異した遺伝子であれば、AA、Aaの遺伝子型の人は発症せず、aaの遺伝子型の人だけが発症します。両親ともから変異した遺伝子を受け継いだときに発症するのが、常染色体劣性遺伝による疾患です。

劣性遺伝では両親が発症しているときに子は発症しますが、両親ともに正常なときでも子が発症することがあります。両親ともAaの遺伝子型で、子が両親ともからaののった染色体を受け継いだときです。この場合の親のように、相同染色体の1本に変異した遺伝子を持ち、発症していない人を保因者といいます。両親が保因者である場合の子どもは、発症する確率は1／4、発症はしないが保因者になる確率は1／2、正常である確率は1／4となります。

遺伝子疾患には、変異によって遺伝子の機能が失われる病気と、変異によって遺伝子の機能が異常になる病気とがあり、多いのは前者の遺伝子の機能が失われる病気です。そのような場合、対立遺伝子のひとつが変異によって機能しない、タンパク質を作れない遺伝子だったとしても、もうひとつの遺伝子が正常に機能することで正常なタンパク質が作られれば発症することはありません。これが劣性遺伝の保因者のケースです。

ところが、対立遺伝子のひとつが有毒なタンパク質を作ってしまうなどといった異常な機能を持つ場合、もうひとつが正常であってもそれを凌駕《りょうが》して発症します。これが優性遺伝のケースです。家族性アルツハイマー病などの遺伝性の神経疾患では、こうした優性遺伝であることが多いのです。

常染色体優性遺伝、常染色体劣性遺伝に性別はかかわりません。つまり家族性アルツハイマー病家系で発症するかどうか、可能性は男女で同じです。しかし性別がかかわる遺伝子疾患もあって、それは性染色体上の遺伝子の変異による疾患です。

性染色体にはX染色体とY染色体があります。女性はX染色体の相同染色体一対、つまりX染色体2本を持つのに対し、男性はX染色体とY染色体、各1本を持っています。男性になるために必要な遺伝子はY染色体上にあり、それがなければ女性になるというように性別は決まります。この性染色体上の遺伝子にかかわる遺伝を伴性遺伝といいます。

Y染色体は小さく、のっているのは性別に関する遺伝子がほとんどです。しかし大きなX染色体には生命活動にかかわる重要な遺伝子が多くのっています。そのX染色体の遺伝子に変異があったときの劣性遺伝では、男性にだけ疾患が発症することがあります。女性は2本のX染色体双方に遺伝子変異がないかぎり、保因者にはなっても発症はしません。一方、男性はX染色体が1本しかないので必ず発症する、つまり見かけ上は優性遺伝となるのです。デュシェンヌ型筋ジストロフィー、血友病などはその代表的な疾患です。このように男性はX染色体がひとつ少ないため、女性よりもある種の遺伝子疾患が発症しやすいといえます。

遺伝子疾患の原因遺伝子を探す

さて、家族性のアルツハイマー病は、1930年代には報告されていました。

血縁に原因不明の病気が多発すれば、その家系にある人は気づいていきます。平均寿命がまだ短く認知症の患者がそれほど多くない時代に、血縁者の何人もが40歳代、50歳代で認知症、当時の言葉でいえば痴呆《ちほう》になるのですから当事者としては心配になりますし、医師も遺伝を疑います。

ある疾患が遺伝しているかもしれないと考えたとき、家系を調べて正確な家系図を作成し、発症の有無を書き入れると、優性遺伝や劣性遺伝、伴性遺伝などの遺伝様式を持つ遺伝子疾患があれば、それを知ることができます。ただ、その家系図からわかるのは、遺伝するということだけ。あとは発症後の症状しかわかりません。これだけでは原因に迫ることができなかったのです。

しかし1980年、デイビッド・ボトシュタイン博士らが遺伝子疾患の原因遺伝子の染色体上の位置を決定する方法、RFLP（制限酵素断片長多型）をマーカーとした連鎖解析を提案します。

連鎖解析の原理は、単純化すれば、地図上で未知のある地点を探す方法に似ています。例えば、関東地方をよく知らない人が、関東の地図から蒲田駅を見つけ出そうとしてもなかなか見つけられません。しかし、東京駅と横浜駅のちょうど中間あたりにあると聞けばどうか。目印があり、その目印と目的の地点との関係がわかれば、未知の目的地点でも探しやすくなります。同様に、染色体上の目印、すなわちDNAマーカー（標識となるDNA配列）によって、未知の原因遺伝子の位置を探るのが連鎖解析です。

つまり連鎖解析では、遺伝子の働きを問うことなく、染色体上の位置だけを知ろうというわけですが、それは染色体の減数分裂で起きる染色体の交差に着目したところから発想されました。

前述のとおり、体細胞の染色体は父親由来、母親由来の23本ずつ計46本です。しかし精子と卵子ができるときには減数分裂が起き、生殖細胞（精子、卵子）は23本の染色体を持つことになります。減数分裂で、一対の相同染色体は別々の生殖細胞に分かれるのです。その際、まず2本の相同染色体は互いに重なるように並び、部分的なやりとり（交差）が行われます。そこでモザイク状にまじり合った染色体になり、その1本が子に受け継がれていきます。子から見れば、受け継いだ染色体は祖父由来と祖母由来のモザイクということになります。

染色体の交差によって、遺伝子の組み換えが起こります。仮に遺伝子AとBとCがあって、同じ染色体にのっていた場合、染色体の交差がなければ、子にA、B、Cが受け継がれる確率は100%です。ところが、染色体の交差によって遺伝子の組み換えが起こります。AとBがごく近くに位置し、Cはその両者と離れたところに位置しているとき、AとBが一緒に受け継がれる可能性は高く、A・BとともにCも一緒に受け継がれる確率は低くなります。A・BとCは離れ離れになり、Cは独立して受け継がれる可能性が高いのです。

このときの遺伝子の関係が連鎖関係です。連鎖とは同じ染色体にのっているふたつ以上の遺伝子の結びつきで、その位置が近いときには強く連鎖しているといい、遠くに位置しているときは連鎖は弱いといいます。先の例でいえば、AとBは強く連鎖し、AとC、BとCの連鎖は弱い。強く連鎖している遺伝子は一緒に受け継がれやすく、弱く連鎖している遺伝子は一緒には受け継がれない可能性が高いわけです。

連鎖解析ではこうした連鎖関係を利用して未知の遺伝子を探します。すでに染色体上の位置がわかっているDNAマーカーがあって、それがある原因遺伝子とともに子に受け継がれたなら、そのDNAマーカーは原因遺伝子と強く連鎖していると考えられます。つまりそのDNAマーカーの近くに原因遺伝子があると推測できます。そこから原因遺伝子を突き止めることが可能になります。そうした考え方から、ボトシュタイン博士らは、DNA制限酵素で切断される塩基配列の違いのパターンのひとつ、RFLPを用いることを提案したのです。

具体的には、ある遺伝子疾患の家系の人たちのDNAをたくさん集め、さまざまなDNAマーカーとの連鎖を調べていきます。疾患との連鎖が強いマーカーを特定することができた場合、その疾患の原因になっている遺伝子は特定したマーカーの近くにあるだろうと予測できます。よって遺伝子とDNAマーカーの位置関係を示した染色体の「地図」を元に、その領域を塩基配列レベルで解析し、疾患を発症した人と健常者との違いを探します。こうして塩基配列の変異を見出《みいだ》し、それが健常者にはないことが確認されたとき、その遺伝子変異が原因遺伝子だと特定できます。

連鎖解析で重要なのは、家系研究とDNAマーカーの発見です。厳密な家系研究によって、その遺伝子疾患の家系の多世代の人たちのDNAをできるだけたくさん集めなければなりませんし、それ以前に、目印になるDNAマーカーをたくさん見つけておかなければ、全ゲノムの中から原因となっている変異した遺伝子を見つけ出すことは困難です。

まだDNAマーカーが少ししか見つかっていなかった1980年代前半、ボトシュタイン博士らが提出した手法による連鎖解析で最初に突き止められたのは、ハンチントン病の遺伝子の位置でした。

ハンチントン病は進行性の神経変性疾患で、ハンチントン舞踏病とも呼ばれ、手足や体が意思に反して動いたり、認知機能や感情のコントロールの異常といった症状も起こります。多くは30〜40歳代で発症し、10〜20年ほどで亡くなる病気で、家族性アルツハイマー病と同じ常染色体優性遺伝を示します。

ハンチントン病の家系に生まれたナンシー・ウェクスラー博士は、自らこの病気の研究者となり、１９７９年から患者が多発していたベネズエラのある村で患者家族の協力を得て大規模な家系調査を行います。ハンチントン病の非常に大きな家系図を作成し、その家系の人たちのＤＮＡサンプルを集めたのです。そして、１９８３年、マサチューセッツ総合病院のジェームズ・グゼラ博士によって連鎖解析が行われ、ハンチントン病の遺伝子が第４染色体に連鎖している、つまり、存在していることが突き止められました。

このハンチントン病の解析で使われたＤＮＡマーカーはわずか１２個でした。その中にハンチントン病の遺伝子に強く連鎖するマーカー、Ｇ８がありました。Ｇ８が発見されたのは極めて幸運でした。これによってハンチントン病家系にある人が、このＤＮＡマーカーを用いて第４染色体の解析をすると、発症するかどうか１００％ではないにせよ、わかるようになったのです。

しかし、この段階ではハンチントン病の遺伝子を特定するまでには至っていません。さらにマーカーが連鎖する領域の詳しい「地図」が作成され、そこに存在する候補遺伝子を選び出し、その候補遺伝子をひとつひとつ詳細に調べて、最終的に原因遺伝子が特定されます。ハンチントン病の遺伝子が特定されたのは、ＤＮＡマーカーが発見されてから１０年後の１９９３年です。

遺伝子の特定前であるとはいえ、1983年のハンチントン病の原因遺伝子が第4染色体に連鎖することがわかったという成果は、ほかの遺伝子疾患の研究に大きな影響を与えました。これ以降、同一家系内で発症頻度が高い、いわゆるメンデル遺伝病（単一遺伝性疾患）の原因遺伝子は連鎖解析によって次々と染色体上の位置が突き止められ、原因遺伝子が特定されていきます。

また、連鎖解析は未知の遺伝子を特定する方法ですから、遺伝子連鎖地図を作る方法でもあります。ある染色体の遺伝子地図、さらにはヒトのゲノム全体の遺伝子地図の作成も進んでいきました。

アルツハイマー病の原因遺伝子――APP遺伝子の変異

ではアルツハイマー病の原因遺伝子についてはどうでしょうか。

連鎖解析と遺伝子配列決定によって、現在までにAPP、PSEN1（プレセニリン1）、PSEN2（プレセニリン2）の3つが見つけられています。

最初に発見されたのは、APP遺伝子の変異でした。

APP遺伝子とはアルツハイマー病の脳の病変のひとつ、老人斑の実体であるアミロイドβを生み出すタンパク質、ＡＰＰ（アミロイドβ前駆体タンパク質）をコードする遺伝子です。９４ページで紹介したように、１９８７年にＡＰＰタンパク質が発見され、その遺伝子ＡＰＰが発見されます。またＡＰＰ遺伝子は第２１染色体にあることもわかりました。

第２１染色体を３本持つダウン症（第２１染色体トリソミー）はアルツハイマー病を発症しやすいことなどから、以前からアルツハイマー病とダウン症の関連が指摘されていました。このことから、アルツハイマー病の原因遺伝子も第２１染色体上にあるのではないかと考えられたのです。そこで連鎖解析が続けられ、遺伝子地図の作成も進んでいましたが、結果は出ていませんでした。

その第２１染色体上に、アミロイドβを生み出すＡＰＰ遺伝子があるとわかったのです。ＡＰＰ遺伝子の変異が突き止められたのは１９９１年でした。イギリスのジョン・ハーディ博士らは、ある家族性アルツハイマー病の家系とＤＮＡマーカーとの連鎖解析でＡＰＰ遺伝子の変異を推定。その領域のＤＮＡの塩基配列を直接調べ、変異（点変異）を発見します。この変異があると、ＡＰＰの約７７０個からなるアミノ酸配列の中で、７１７番目のアミノ酸が別のアミノ酸に置き換わってしまうのです。その家系の出身地域から「ロンドン型変異」と呼ばれますが、日本を含む複数の家系から見つかっています。その後、

「オーストラリア型」「フランス型」「ドイツ型」「フロリダ型」「イベリア型」などさまざまなAPP遺伝子の変異が報告されています。

APP遺伝子の変異は、APPからアミロイドβを切り出すハサミとして働くふたつの酵素、βセクレターゼとγセクレターゼのうちのγセクレターゼに作用するものが多いようです。

APP遺伝子の変異があると、APPからアミロイドβが切り出されるプロセスが加速されたり、あるいはアミロイドβの中でも、凝集しやすいアミロイドβ42がたくさん切り出されたりします。アミロイドβにはアミロイドβ40（アミノ酸残基40個からなる）、42（同42個からなる）などいくつかのタイプがあって、性質が異なり、アミロイドβ42は凝集しやすいのです。

培養細胞での実験では、例えばロンドン型はアミロイドβの総産生量は増えることはありませんでしたが、凝集しやすいアミロイドβ42の割合が1・5～2倍になることが示されました。

凝集しやすいアミロイドβ42の産生が多ければそれだけ早く老人斑ができ、アルツハイマー病の病理カスケードが進み、早期に発症します。実際、ロンドン型では50歳代前半で、オーストラリア型では30歳代でアルツハイマー病を発症します。またスウェーデン型は、アミノ酸2か所が変異を起こしており、βセクレターゼの働きを高めてしまうようで、培養細胞の実験ではアミロイドβ40、42ともに6倍も増えることがわかりました。スウェーデン型の家系では、50歳代くらいでアルツハイマー病が発症することが知られています。

このようにさまざまな変異がありますが、APP遺伝子の変異が原因で起きている家族性アルツハイマー病は1割程度と少数です。しかし、APPの遺伝子変異が原因となってアミロイドβの量や質に異常が起きることが明らかになったのです。特にアミロイドβ42の割合が多いと老人斑ができやすくなり、アルツハイマー病になりやすいと考えられます。つまり、アミロイドβがアルツハイマー病の最上流にある真犯人だということを示しているのです。

プレセニリン1、プレセニリン2遺伝子の変異

家族性アルツハイマー病の多くは、APP遺伝子の変異ではなく、ほかの原因遺伝子によって起きている、その原因遺伝子は第14染色体上にあるだろうということはAPP遺

伝子の変異が発見されてすぐ、１９９２年にはわかっていました。

そして家族性アルツハイマー病家系の遺伝子の連鎖解析が進み、カナダのトロント大学のピーター・セントジョージ・ヒスロップ博士らによって１９９５年に発見されたのが、第１４染色体上のある遺伝子の変異です。この遺伝子変異があると早期にアルツハイマー病を発症する、そこで、「presenile dementia（若年性認知症）」から「プレセニリン」(Presenilin) と名づけられ、この遺伝子は「プレセニリン１」と呼ばれています。

同じ年、ワシントン大学のジェラード・シェレンバーグ博士らは、別の家系から、新たな遺伝子の変異を第1染色体上に発見します。これはプレセニリン1にアミノ酸配列が似た同じグループだと考えられ、「プレセニリン２」と呼ばれます。

その後さらにいくつもの家系で、プレセニリンの変異が見つかります。現在までにプレセニリン1は世界で２２０の変異が見つかっており、プレセニリン2は１９の変異が見つかっています。

プレセニリンはＡＰＰからアミロイドβを切り出すハサミのひとつ、γセクレターゼを構成するか、あるいはその中心となって働く酵素だと考えられます。

プレセニリン遺伝子の変異はアミロイドβの質を変えるようです。培養細胞や遺伝子改変マウス（トランスジェニックマウス）の実験では、プレセニリン1の変異があると、アミロイドβ40の産生量は変わらないかやや減る一方で、アミロイドβ42の産生が1・5〜6倍も上昇することがわかりました。問題はアミロイドβ40とアミロイドβ42の比率にあるようで、アミロイドβ42の比率が高くなることが老人斑の形成につながります。そしてアルツハイマー病の病理カスケードが進みます。実際、プレセニリン1と2に変異のある家系では、30歳代、40歳代、50歳代といった若年でアルツハイマー病を発症しています。また、アミロイドβ42の比率が高いほど発症年齢が低いことも報告されています。

このように、プレセニリン遺伝子の変異が原因となることを見ても、やはりアミロイドβがアルツハイマー病の主犯であり、アミロイドβから病理の流れが起きると考えるアミロイドカスケード仮説が裏づけられることになったのです。

孤発性アルツハイマー病のリスク遺伝子――アポE

一方、アルツハイマー病の99%以上を占める孤発性アルツハイマー病では、発症にかかわる特定の遺伝子は見出されていません。しかし、アルツハイマー病の危険因子となる遺伝子は見つかっています。

発端はアルツハイマー病の脳の老人斑や神経原線維変化から、アポリポタンパクE（アポE）が検出されたことにありました。

アポEとは脂質の運搬にかかわる特殊なタンパク質のひとつです。アポEは体内では肝細胞で作られ、コレステロールや脂肪酸を全身の臓器へと運搬し、そして脂質の代謝に働いています。脳では、アストロサイトなどのグリア細胞から分泌されて、やはりコレステロールなどの脂質を神経細胞に運ぶ、脳内の脂質の輸送にかかわる働きをしています。神経細胞ではコレステロールを作ることができませんから、コレステロールを運び込んでくれるアポEの働きは必須です。

そのアポEがアルツハイマー病の老人斑や神経原線維変化にも含まれていたのです。当初は、老人斑などを作るひとつの要素だろうと考えられたのですが、その後の遺伝学的な解析で、特定のタイプの遺伝子のアポEは、アルツハイマー病の最も重要な危険因子だとわかったのです。1993年、デューク大学、アレン・ローゼズ博士の発見でした。

アポEにはE2、E3、E4という3つの型がありますが、血液型が違っても血液の働きが同じであるように、アポEもどの型でも基本的な働きは同じです。アポEの遺伝子は

図13　アポE対立遺伝子の出現頻度と保有率

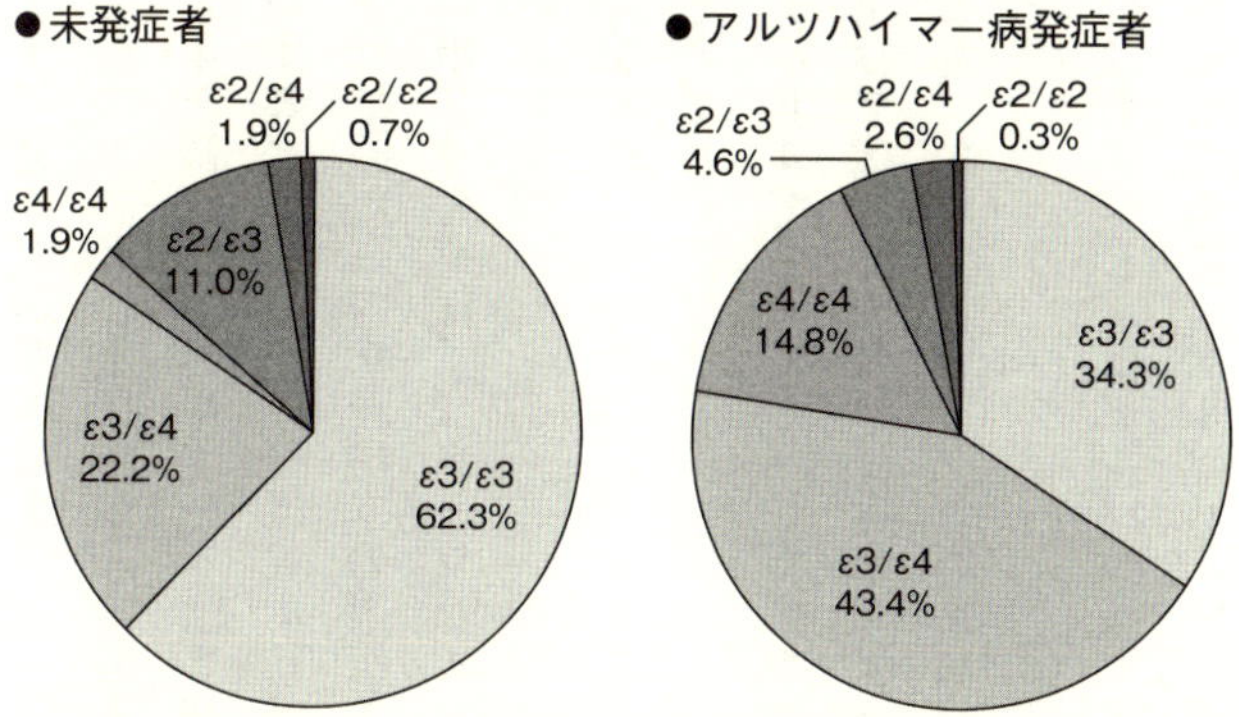

岩田修永・西道隆臣『アルツハイマー病の謎を解く』（中外医学社）より一部抜粋。

第19染色体上に位置しており、対立遺伝子の組み合わせとしてはε2／ε2、ε2／ε3、ε2／ε4、ε3／ε3、ε3／ε4、ε4／ε4の6つのタイプがあります。

最もよくある型はアポE3で、ε3／ε3というタイプです。両親の双方からアポE3を受け継いだ遺伝子タイプで、アジア人では7割強の人はこのタイプです。

問題はアポE4、遺伝子タイプがε3／ε4とε4／ε4です。

アポE4を持つ人は、どちらかといえば少数の型といえます。ところがアルツハイマー病患者の多くはこの型でした。リスクが最も高いのは、ε4／ε4の遺伝子タイプで、ε3／ε4よりアルツハイマー病の発症年齢が早まり、発症率が増加します。

ただし、アポE4を持つ人でもアルツハイマー病を発症しない場合があります。逆にアポE4を持たないアルツハイマー病患者もたくさんいます。ちなみに最初のアルツハイマー病患者アウグステ・Dはアポ E3を持ち、遺伝子タイプはε3/ε3だったことが、保存されていた脳の病理標本の遺伝子解析からわかっています。

アポE4の遺伝子はアルツハイマー病のリスク遺伝子ではありますが、原因遺伝子ではないのです。

ちなみに、6つの遺伝子タイプでいちばんアルツハイマー病になりにくいのはε2/ε3です。

アポE4であるとどうしてアルツハイマー病になりやすくなるのでしょうか。井原康夫博士はアポE4の量に依存してアミロイドβの蓄積が早まることを見出しています。そしてまた、アポEというタンパク質自体、アミロイドβが結合しやすいという実験結果もあります。

やはりアポE4はアルツハイマー病の上流にかかわってアミロイドβの蓄積や凝集を促進させるために、アルツハイマー病になる年齢が早まるようです。

不都合な遺伝子がなぜ生き延びているのか

そもそもアポEにいくつかの型があること自体、なぜなのかよくわかっていません。アポE4は、アルツハイマー病のリスクを高めるだけでなく、心筋梗塞《こうそく》などの心血管病の危険因子でもあります。

なぜ、アポEのいくつかの型の中に、アポE4という型があるのか。進化の過程で消えていってもよかったはずのこのアポE4を、今も持っている人が少なからず存在するのはどうしてなのか。もしかすると、まだ解明されていない、遺伝させたい「メリット」があるのかもしれません。

一見、ヒトの生存に不都合な、ない方がよいように見える遺伝子に、実は大切な役割があるという例のひとつに、鎌状赤血球症の遺伝子があります。この遺伝子はヘモグロビンを作る遺伝子の変異によって生じたもので、文字どおり鎌状の形の赤血球を作り出します。鎌状の赤血球は毛細血管などで詰まりやすく、詰まると自己破壊してしまうため、この赤血球を多く持っていると重症の貧血症状を起こし、死に至ることもあります。

しかし一方で、鎌状赤血球症の遺伝子を持つ人は、死亡率が高い感染症のマラリアに強いのです。マラリアは蚊が媒介して原虫が血液に入り、さらに赤血球に入り込んで増殖し、激烈な症状を起こします。ところが鎌状赤血球は自己崩壊するため、血中に入ったマラリア原虫は死んでしまいます。鎌状赤血球症の遺伝子を持つ人は、マラリア原虫の増殖が進まず、発症が抑えられます。

鎌状赤血球症の遺伝子を両親ともから受け継いだ人（アポE4でいえば、ε4／ε4にあたる人）は、子どものころに鎌状赤血球症を発症することが多く、症状も重篤なので、マラリアに感染するか否かにかかわらず危険です。しかし両親のひとりから、この遺伝子を受け継いだ人（アポE4でいえば、ε2／ε4やε3／ε4の人）は、鎌状赤血球の数が少なく、発症しないか、発症しても軽くて済みます。マラリアには強い遺伝子の役割が果たされるわけです。

鎌状赤血球症の遺伝子を持つ人が多い地域は、アフリカのマラリアが流行しやすい地域と重なっていることを見ても、遺伝子が守られてきた理由がわかります。一方でアメリカでは、アフリカ系の人たちの鎌状赤血球症の遺伝頻度は低下しているそうです。アメリカにはマラリアはありませんから鎌状赤血球症の遺伝子が役立つことはない。進化の選択が働いたといえるでしょう。

進化はこれほど環境に左右されます。アポE4の遺伝子も、アルツハイマー病のリスク遺伝子ではありますが、何かヒトの生存にかかわるほかの働きがあるのかもしれません。それがアルツハイマー病になるほどにまでヒトが長生きするようになったので、アポE4の問題ある側面がクローズアップされてしまったともいえます。アポEの働きはまだ解明され尽くされてはいません。

遺伝子検査サービスで何がわかるか

このところ、「唾液で将来の病気を予測」「アルツハイマー病のかかりやすさがわかる」といった遺伝子検査サービスが増えています。そうした遺伝子検査サービス会社やクリニックが行う遺伝子検査は、アルツハイマー病に関してはアポEなどを検査対象にしています。その人のアポEがアポE4かどうか、アポE4なら遺伝子タイプがε3／ε4なのか、よりリスクの高いε4／ε4なのかを判定して発症リスクを知らせるというのです。

ただし、アルツハイマー病は加齢にともなってだれもが発症する可能性があります。前述のとおり、アポE4はアルツハイマー病の危険因子ではありますが、その有無で将来の発症を判定することはできません。アポE4ではなくてもアルツハイマー病になる人もいれば、アポE4でアルツハイマー病にならない人もいます。こうした説明を丁寧にしている検査サービスサイトもありますが、説明を読み飛ばして軽い気持ちで受けたり、逆に過大な期待を持って検査を受けて結果に戸惑う人もいるのではないでしょうか。

一部の家族性アルツハイマー病を除いて、ほとんどのアルツハイマー病は多因子疾患です。あるひとつの遺伝子が原因となって起きる単因子遺伝疾患に比べ、多因子疾患の発症は非常に複雑です。加齢がベースにあって、複数の遺伝子変異や危険因子となる遺伝子がかかわり、生活習慣などの環境因子の影響を受けて、発症の個人差が生み出されると考えられます。

遺伝子検査サービスなどでは「リスクを知って、アルツハイマー病を予防する生活を心がけましょう」といいますが、リスクはだれにでもあり、決定的なアルツハイマー病予防法は、残念ながら未《いま》だ開発されていません。そもそも、現在の定期検診などでアポE遺伝子検査が行われていないことが、検査を受けるメリットの有無を示しているでしょう。

疫学調査などから、アルツハイマー病の発症を促進する環境要因として、脳血管性疾患や糖尿病、頭部外傷、喫煙、運動不足などが挙げられています。そして、発症を抑制する環境要因としては認知予備力を高めるよう頭を使うことや運動習慣、魚や野菜主体の食事、正常な睡眠などが知られています。これらを考えると、私たちができることはアポE4であるか否かにかかわらず、心身ともに健康を保つ規則正しい生活、バランスのとれた食事、適度な運動を続けることだろうと思います。こうした、アルツハイマー病のリスクを減らす生活については、第7章で詳しく説明します。

孤発性アルツハイマー病のリスク遺伝子アポE4を持つかどうかを知ることが、個人レベルでアルツハイマー病予防に役立つようになるには、アポE4の働きの解明が必要ですし、それ以前に、アルツハイマー病のメカニズムが解明されることが必要です。

もちろん、家族性アルツハイマー病の原因遺伝子、APP、プレセニリン1、プレセニリン2が発見されたことは非常に重要で、アルツハイマー病のメカニズムの解明に向けての研究は急速に進んでいるのです。

次章では、そうしたメカニズムの解明からアルツハイマー病の根本治療法開発へ至る道筋を解説します。

第5章　アルツハイマー病治療法開発への道のり

待たれるアルツハイマー病の最上流に働きかける薬

現在、アルツハイマー病の根本治療薬はありません。

「アルツハイマー病の薬」といわれるドネペジルやメマンチンなどはアルツハイマー病の進行を遅らせる効果を持つものであって、「治す」薬ではないことは第2章で詳しく紹介しました。

アルツハイマー病を発症すると、脳の神経伝達物質の分泌が減少したり、過剰になったりする、その病理現象を改善しようというのが、ドネペジルでありメマンチンです。アルツハイマー病の下流の病理に対応する薬で、ドネペジルであれば1年ほど、病気の進行を抑えることが期待できます。

アルツハイマー病の下流では、神経伝達物質の分泌異常のほかにも特徴的な病理が現れます。例えばアルツハイマー病の脳では炎症が起きていますし、組織障害の原因となる過酸化脂質を生み出したり、タンパク質を変性させたり、DNAの損傷などを引き起こすフリーラジカルが増えて酸化ストレスが高くなっています。

また神経細胞の発生や成長、維持、修復などに働き、神経細胞を保護するBDNF（脳由来神経栄養因子）などが減少することもあるようです。

これらに対しては、炎症を抑える薬や酸化ストレスを軽減する薬、神経細胞の成長因子の働きを強める薬など、進行を抑える薬ができる可能性はありますし、実際に開発が進んでいます。

下流の病理に対応するものであっても、アルツハイマー病の発症を何年か遅らせることができる薬が開発されれば、進行を遅らせる薬よりもさらに大きな意味を持ちます。高齢になるほど発症者が増えるというアルツハイマー病の特徴から、発症を１０年、いえ5年であっても遅らせることができるなら、アルツハイマー病を発症する前に人生をまっとうする可能性が高くなります。

しかし、確実に、効率的にアルツハイマー病を治す、あるいは予防するには、病気の最上流に働きかける必要があります。

これまで述べてきたとおり、アルツハイマー病の最上流にあるのはアミロイドβだと考えられます。これはアミロイドカスケード仮説によるものです。アミロイドβの蓄積が引き金になってさまざまな病理的変化が起き、神経細胞死が起きて認知症に至ると考えることの説は、家族性アルツハイマー病の原因遺伝子の特定を経て、世界中の多くの研究者が支持するまでになりました。

最上流にあるアミロイドβの蓄積を防ぐことができれば、アルツハイマー病の流れを食い止め、認知症にならずに済みます。1990年代後半から、アミロイドβをターゲットとした根本治療法、根本治療薬の開発が本格的に始まっています。

根本治療薬開発への契機

医薬品の開発には長い時間がかかります。対象となる病気についてメカニズムが研究され、病気のキーポイントとなる分子が、創薬ターゲットとして同定されるところから開発がスタートします。

創薬ターゲットに対して薬となる可能性のある化合物の探索が進められ、候補の化合物が決まると、その活性や反応性を高めるための改変がなされていきます。この過程でも常に、効果や安全性について検討され、これぞという化合物ができ上がると、前臨床試験と呼ばれる段階に入ります。前臨床試験では動物実験によって有効性や毒性のテストが行われ、また生体内での動態や安全性が確認されます。

開発の最終的な段階として、前臨床試験に合格したものがヒトに投与されるのが臨床試験です。臨床試験は3つのフェーズ（段階）からなります。

フェーズ1では少人数の健常者を対象に、安全性や体内動態が確認され、フェーズ2では効果を示すと予想される比較的少人数の患者を対象に、安全性と有効性がテストされます。そして最終段階のフェーズ3で多くの（数百人から数千人の）患者を対象に、プラセボ（治療効果のない偽薬）などとの比較を含め、安全性と有効性がテストされます。それが確認されれば、これらの試験のデータをもって薬の製造・販売許可を国に申請、承認を受けたものが販売され、さらに市販後調査によるデータ収集が続けられるのです。

ドネペジルに代表されるコリンエステラーゼ阻害薬を例に挙げると、アルツハイマー病の脳では神経伝達物質のひとつであるアセチルコリンの分泌が減少していることがわかり、創薬が始まったのは1970年代です。しかしアセチルコリンの働きを強めるコリンエステラーゼ阻害薬が実際に登場したのは1990年代、現在最も広く使われているドネペジルが発売されたのは1997年でした。

これに対し、アルツハイマー病根本治療薬は、ターゲットの同定に長い時間がかかり、実際に開発が始まったのは、1990年代後半だったのです。

そのころ世界的な製薬会社各社がアルツハイマー病治療薬の開発に積極的になっていま

したが、そこには1992年に発表された発見がかかわっています。アミロイドβが健康な人の脳や体の細胞でも産生され、分泌されているという発見です。

アミロイドβは、当初は脳の神経細胞の異常によって産生される分泌物だと考えられていました。ところが、タンパク質を検出する抗体の進歩によって、アミロイドβの存在を知ることができるようになり、正常な細胞でも産生されていることがわかりました。これを複数の研究チームが突き止めたのです。

ここで新たな疑問が生じます。アミロイドβは脳では凝集し、蓄積することがあるのに、体では蓄積しないのはなぜか、分解の仕組みがあるのか。細胞の正常な活動で分泌されるアミロイドβの産生を止めた場合、何らかの問題が起きることはないのか。

一方で、体の正常な細胞で産生されるということは、薬の開発を進める際には、さまざまなテストがしやすいという大きなメリットになります。コレステロールのように正常な細胞で産生され、通常は問題がないのに異常な蓄積となると問題になる物質はほかにもありますから、それが薬の開発のヒントになるということもあります。脳の中だけに生まれる未知の物質と思われていたアミロイドβに新たな手がかりが得られたわけです。

こうしてアミロイドβをターゲットとした根本治療法の開発が始まりました。

画期的なアルツハイマー病治療法、ワクチン療法

アルツハイマー病根本治療法として最初に臨床試験に進めることができたものは、アミロイドβのワクチンでした。先に触れたアルツハイマー病の脳の炎症がわかったところから、ワクチン開発がスタートしています。

アイルランドに本社をおく製薬企業エラン社のデール・シェンク博士は、アミロイドβをワクチンとしてマウスの皮下に投与し、アミロイドβに対する抗体を免疫系に作製させました。

ワクチンは、ご存知のように感染症の予防接種に使われます。無毒化、弱毒化した病原体をワクチンとして接種して生体に抗体を作らせます。その抗体の働きで免疫を強めて、病気の原因となる病原体が入ってきたときに撃退する、というのが感染症の予防接種です。同様に、アルツハイマー病患者に、アミロイドβをワクチンとして投与し、産生された抗体により脳にたまっている病的なアミロイドβを撃退、つまり除去するというのが、アルツハイマー病のワクチン療法です。アルツハイマー病のように感染症ではない病気にワクチンを使う方法は、実はがんや自己免疫疾患の治療には使われていますが、神経変性疾患

に応用されるのは珍しいことです。

第2章でも述べましたが、脳の血管には血液脳関門という機構があり、血液中から脳に必須な物質だけが取り込まれ、ほかの物質は排除されます。全身を制御している重要な臓器である脳を守るための機構ですが、この機構があるために薬なども脳に入りにくく、タンパク質の一種である抗アミロイドβ抗体が血液脳関門を通るとは到底考えられませんでした。

しかしシェンク博士は、ごくわずかでも抗体が血液脳関門をすり抜けて脳に入ることができれば効果はあると考え、実験を進めました。単純といえば単純な発想ですが、脳にかかわる研究の「常識」からはありえない発想だったのです。

最初のワクチン療法

当時、エラン社はアルツハイマー病治療薬の研究をすでに始めており、老人斑ができるトランスジェニックマウス（PD-APP）の作製に成功していました。

トランスジェニックマウスとは、「ジーン（遺伝子）」を「トランスファー（移植）」したマウスです。自然環境ではアルツハイマー病変のできないマウスに、ヒトのAPP遺伝子あるいは突然変異APP遺伝子を挿入し、脳に病変を発生させようというもので、アルツハイマー病治療法の研究では欠かせない実験動物です。

シェンク博士らは、この老人斑ができるトランスジェニックマウスに、合成したアミロイドβ42を投与する実験を行いました。すると、トランスジェニックマウスにできていたはずの老人斑は消え、新たな老人斑もできなかったのです。

1999年に発表されたこの実験結果は大きな反響を呼びました。ワクチンを投与されたトランスジェニックマウスは学習障害が改善したとの報告もなされます。モーリス水迷路試験といって、円形のプールに一か所プラットフォームを置いてゴールとし、マウスがそのゴールまで到達する時間を測り、何回か繰り返すことで学習・記憶を測定する実験の結果です。

ワクチン療法はサルを使った実験を経て、2000年、臨床試験に入ります。フェーズ1では安全性が確認され、360人のアルツハイマー病患者を対象にしたフェーズ2へと試験は進みます。

しかし、2002年1月、ワクチンを投与された97人中4人が脳脊髄《せきずい》炎を発症、さらに298人中18人が髄膜脳炎という重篤な副作用を発症したことがわかります。最終的に2002年3月、臨床試験は正式に中止されました。また、認知機能や日常生活機能の改善は見られなかったことが報告されています。最初のワクチン療法の試みは失敗に終わったのです。

臨床試験中止後の追跡調査では、ワクチン投与を受けた人たちではアミロイドβの抗体が上昇しており、亡くなった患者の脳では老人斑が減少していました。しかし、認知機能の低下は進行しており、老人斑は除去できても認知機能の改善はできないと考えられました。

免疫療法の行方

失敗したとはいえ、老人斑を除去できたということはワクチンの可能性を示しています。以降は、重篤な副作用を出さないために、投与するアミロイドβのタイプを変更したワクチン、あるいはアミロイドβをワクチンとするのではなく、アミロイドβの抗体を合成して投与するワクチン療法の開発が進められていきます。しかし、いくつものワクチンが臨床試験まで進みましたが、その多くが中止に追い込まれているのが現状です。

ワクチン療法は免疫の仕組みを利用していますが、その他の免疫療法の試みもあります。

そのひとつは免疫グロブリン療法です。免疫グロブリンとは血液や体液中にある抗体としての機能を持つタンパク質のことで、健康な人の血漿《けっしょう》を元に作製した製剤を静脈注射するのが免疫グロブリン療法です。作用機序は不明ですが、感染症や自己免疫疾患、神経疾患の一部などで効果が得られています。アメリカでは免疫グロブリンの適応外使用（承認されていない効能・効果を求めての医薬品の使用）としてアルツハイマー病に使われていました。

2008年、アメリカのバクスター社は、ワイルコーネル医科大学のノーマン・レルキン博士らが開発したアルツハイマー病治療を目的とした免疫グロブリンの臨床試験をフェーズ3に進めることを発表します。2010年にはフェーズ2で、軽度・中等度のアルツハイマー病の患者で脳室の拡大速度が半分に減少、つまり脳の萎縮が減り、認知機能の低下速度も減少したという結果が報告されました。さらに2012年には、3年間の免疫グロブリン療法で認知機能の低下を抑えることができたという報告もなされています。しかしフェーズ3では認知機能の改善は見られず、2013年、効果はなかったとして臨床試験は失敗に終わりました。

現在注目されているのは、家族性アルツハイマー病家系の人たちに対する抗体の予防投与の臨床試験です。

アメリカで進められているアルツハイマー病予防イニシアチブ（Alzheimer's Prevention Initiative、API）という研究の一環で、1700年代以降、約5000人の家系のうち2000人近くがアルツハイマー病を患ったというコロンビアの大家系が研究全体の対象です。この家系で遺伝子変異を持った人は、中央値44歳で初期のアルツハイマー病を発症、49歳で完全なアルツハイマー病になります。

抗体療法の臨床試験は、遺伝子変異を持つ未発症者300人の予防を目的に、アミロイドβ40および42に対する抗体の投与を行い、5年間の経過を観察するというもので、2013年に始まりました。

使用されているのは、スイスのACイミューン社が開発した抗体です。同社はアルツハイマー病の治療薬開発に特化した会社で、この抗体の供与を受けたロシュ社傘下のバイオベンチャー・ジェネンテック社が臨床試験を行っています。

しかし、この抗体は、軽度から中等度のアルツハイマー病患者431例を対象としたフェーズ2では、プラセボと比べて認知機能の低下の遅延効果を示すことができなかったと2014年、ロシュ社が発表しています。

このようにワクチン療法、免疫療法の研究はさらに続けられていますが、現状では決定的な成果を挙げられていません。

ターゲットはアミロイドβを切り出すハサミ

アミロイドβのワクチン療法はアミロイドβを蓄積させない、あるいは取り除くことをターゲットとしていますが、アルツハイマー病根本治療法には、アミロイドβが生み出される過程に応じたいくつかのターゲットがあります。

アミロイドβはＡＰＰ（アミロイドβ前駆体タンパク質）から切り出されます。第３章で紹介したように、老人斑の実体としてアミロイドβのアミノ酸配列が特定され、小さなペプチドであることがわかったため、その元になる大きなタンパク質が探索され、見つかったのがＡＰＰです。

ＡＰＰは「膜タンパク質」のひとつで、細胞膜を縫うように突き刺さる「膜貫通タンパク質」というタイプです。細胞膜に突き刺さったＡＰＰからアミロイドβが切り出されます。ＡＰＰは分子量約７万、アミロイドβは分子量約４０００ですから、アミロイドβはＡＰＰのごく一部の断片であることがわかります。

図14　APPの切断部位とそれぞれに作用する酵素

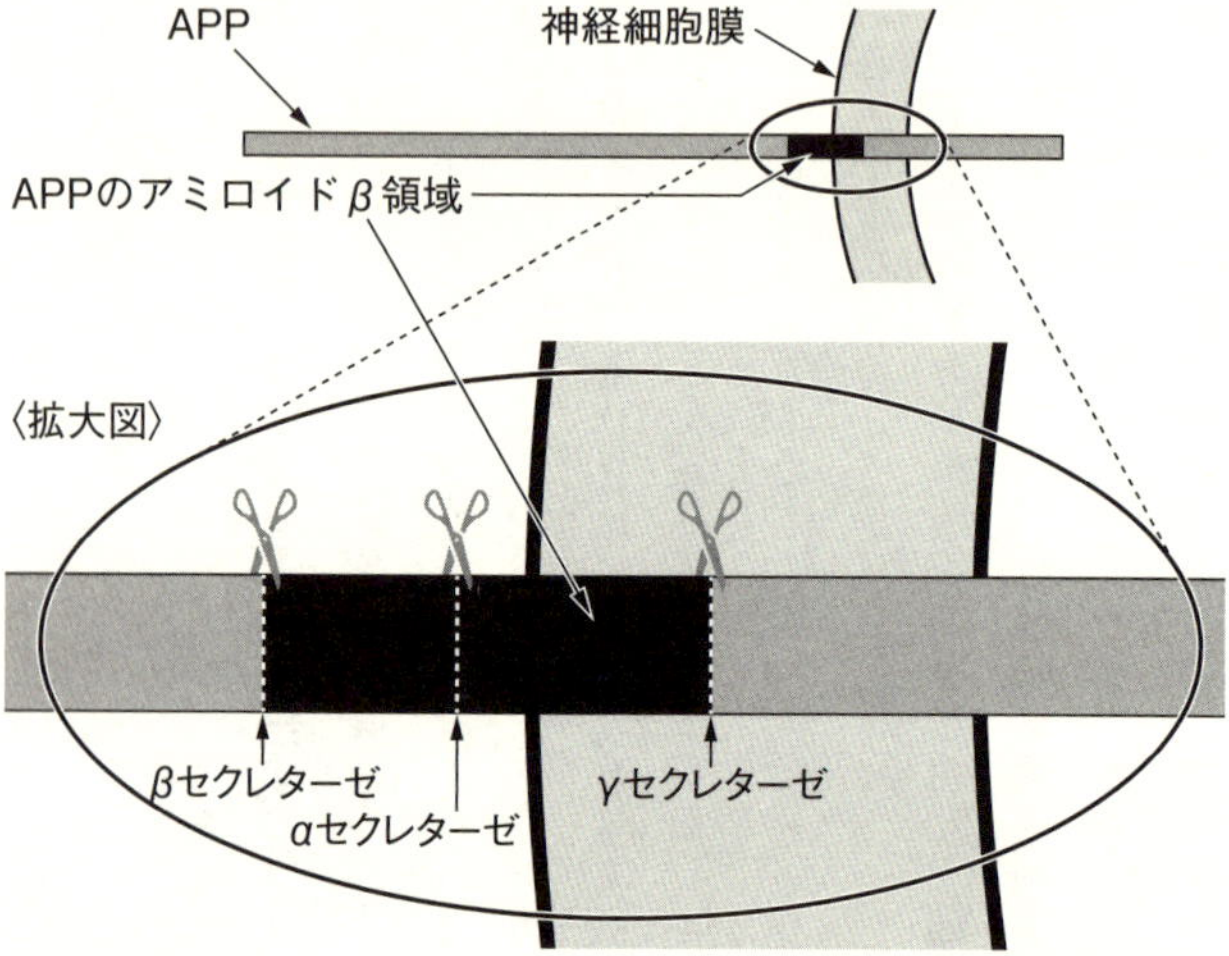

ルドルフ・E・タンジ　アン・B・パーソン共著、森啓監修、谷垣暁美翻訳『痴呆の謎を解く――アルツハイマー病遺伝子の発見』（文一総合出版）を参考に著者作成。

アミロイドβが切り出されるのはどこからか。培養細胞の実験によって見つかったのは、APPのアミノ酸配列の3か所の切断部位と、それぞれに作用する酵素でした。この酵素は、タンパク質分解酵素（プロテアーゼ）の一種で、セクレターゼと総称されます。前述のように、アミロイドβの分泌（secretion）を促すので、セクレターゼと名づけられました。αセクレターゼ、βセクレターゼ、γセクレターゼと名づけられたそれぞれが3つの切断部位で、ハサミとして働きます（図14）。

切断にはふたつの経路があります。ひとつはまずαセクレターゼが作用して次にγセクレターゼが作用する、もうひとつは、まずβセクレターゼが作用してγセクレターゼが続くという経路です。

前者の経路でαセクレターゼとγセクレターゼが働くと、アミロイドβよりも短いアミノ酸配列が切り出されます。この断片はp3と呼ばれますが、分解されて、蓄積することはありません。

後者のβセクレターゼとγセクレターゼが働いて切り出されるのが、アミロイドβです。

こうしたことがわかった当初は、通常の細胞の活動ではαセクレターゼが働く切断が起き、アルツハイマー病になっていく過程でβセクレターゼが働く切断が起きるだろうと考えられました。病気になるからアミロイドβが分泌されるのではないかということです。しかし、正常な細胞からもアミロイドβは分泌されているのは先にも触れたとおりです。

前述のとおり、アミロイドβにはいくつものタイプがありますが、主にアミロイドβ40と42とがあって、アミロイドβ42の方が凝集しやすく、毒性も強いことがわかっています。さらに私たちは、アミロイドβ43が非常に毒性が強いことを2011年に発見しました。アルツハイマー病にはアミロイドβ42、43がより深くかかわっていると考えられるのです。

どのタイプであっても、アミロイドβを切り出すのは、βセクレターゼとγセクレターゼであり、γセクレターゼの働く部位の違いがアミロイドβのタイプによって異なるようです。

そこでアルツハイマー病根本治療薬のターゲットになるのが、ハサミであるβセクレターゼ、あるいはγセクレターゼです。このどちらかの働きを阻害すれば、アミロイドβの産生は抑制されると考えられます。つまりβセクレターゼ阻害薬あるいはγセクレターゼ阻害薬によって、アルツハイマー病は食い止めることができると考えられるのです。

γセクレターゼ阻害薬

セクレターゼ阻害薬の開発で、先に臨床試験のフェーズ3に進んだのは、γセクレターゼ阻害薬です。

βセクレターゼ・γセクレターゼそれぞれの働きを阻害する薬を開発するには、まずβセクレターゼ・γセクレターゼ自体が何であるか、どのような働きをし、ほかのタンパク質や酵素とどうかかわっているかを解明する必要があります。

γセクレターゼに関しては家族性アルツハイマー病の原因遺伝子のひとつ、プレセニリンの遺伝子変異の研究から、γセクレターゼの実体、あるいは中心的なタンパク質はプレセニリンだと考えられました（116ページ参照）。

プレセニリンのノックアウトマウス、つまり遺伝子改変によってプレセニリン遺伝子を欠損したマウスでは、APPのγセクレターゼによる切断が起きなかったことからも、γセクレターゼの実体はプレセニリンだということが確認されています。

この重要な発見をはじめγセクレターゼの研究が進み、γセクレターゼの働きを阻害し、アミロイドβの産生を抑制しようという阻害薬が開発されていきます。最初にフェーズ3に進んだのは、「セマガセスタット（semagacestat）」という薬です。

アメリカのイーライリリー社が開発したこの薬は、研究過程では健康な人の脳脊髄液中のアミロイドβの量を投与量に応じて減少させるという報告がされていました。そして2008年3月から、軽度・中等度のアルツハイマー病患者を対象に、日本を含めた世界31か国でフェーズ3試験が始められました。

ところが2010年8月、イーライリリー社はフェーズ3の中間解析の結果を受けて、セマガセスタットの開発中止を発表、試験を中止します。後に発表された詳しい報告によると、1537人の患者を、セマガセスタットを1日100mg投与するグループ、140mg投与するグループ、プラセボのグループの3つのグループにわけたところ、76週目にはすべてのグループで認知機能は悪化し、日常生活動作（ADL）も低下、しかも、高用量のセマガセスタットを使っていたグループは、より悪化、低下していました。また、皮膚がんや感染症の頻度も、セマガセスタットを投与された患者には多かったのです。

効果がないばかりか副作用として重大な有害事象が起きたのはなぜか。γセクレターゼはAPPからアミロイドβを切り出す働きをするだけではありません。APP以外の重要なタンパク質を切り出すときにも作用していることがわかっていました。セマガセスタットの使用によってそのタンパク質に問題が生じ、副作用が出たと考えられます。

いずれにしてもセマガセスタットは失敗です。大きな期待が寄せられていただけに、開発中止は衝撃的でした。

別のいくつかのγセクレターゼ阻害薬も、臨床試験にまで至りましたが、副作用のために開発中止になっています。

γセクレターゼ調整薬

γセクレターゼをターゲットとした薬としては、その働きを制御し、アミロイドβ42の産生を減らすことを目的としたγセクレターゼモジュレーター（GSM）と呼ばれる化合物の開発も進められています。

ヒントになったのはNSAIDs（非ステロイド性消炎鎮痛薬）というタイプの抗炎症薬です。

関節リウマチで長年治療を受けている人には、アルツハイマー病が少ないということは、1970年代から知られていました。このことからアルツハイマー病の病理現象として炎症が起きることもわかったわけですが、抗炎症薬とアルツハイマー病のかかわりもまた追究されました。

その結果、NSAIDsの一部は、アミロイドβの産生に影響を及ぼすことがわかりました。毒性が強く凝集しやすいアミロイドβ42の産生を抑え、害のない、凝集しにくいタイプのアミロイドβの産生を増やす、加えてアミロイドβ40の産生や先に触れた受容体などの産生には影響しない——これは、一部のNSAIDsがγセクレターゼの働く切断部位を調整するためだと考えられます。

これらNSAIDsのような化合物を、アルツハイマー病治療薬として開発しようというのが、γセクレターゼモジュレーター、つまりγセクレターゼ調整薬です。

γセクレターゼ調整薬も期待を持って開発が進められましたが、そうした薬のひとつはフェーズ3まで進みながら認知機能改善の効果が得られず、すでに開発中止となっています。

βセクレターゼ阻害薬への期待と危惧

もう一方の「ハサミ」、βセクレターゼの実体は、BACE1と呼ばれるタンパク質分解酵素です。1999年、いくつかの独立した研究グループが相次いでこのタンパク質分解酵素遺伝子を発見、単離・同定し、この遺伝子産物（酵素）がβセクレターゼであることがわかりました。

そしてBACE1ノックアウトマウスが作製され、その解析をした最初の論文が2001年に発表されると、βセクレターゼ阻害薬への期待が一気に高まりました。

というのも、作製されたBACE1遺伝子欠損、つまりβセクレターゼを欠損したマウスには、最初の論文が発表された段階では死亡や重大な異常がなく、脳内のアミロイドβ

の産生がほぼ完全に抑制されるという結果が示されたからです。

さらにこのノックアウトマウスとAPPトランスジェニックマウスとの交配実験では、仔はアミロイドβが激減し、APPトランスジェニックマウスで現れる学習・記憶能力の低下などが改善することも報告されました。

つまり、βセクレターゼの働きを止めても重い副作用はなく、アルツハイマー病を食い止めることができる――安全で有効なアルツハイマー病根本治療薬としてのβセクレターゼ阻害薬の可能性が示されたわけです。そこでβセクレターゼ阻害薬にはγセクレターゼ阻害薬以上の大きな期待が寄せられ、開発は加速します。

一方で、βセクレターゼはAPP以外のタンパク質にも働くことが明らかになっていきます。神経細胞の軸索を取り囲む髄鞘《ずいしょう》の成長にかかわるタンパク質や神経細胞の情報伝達にかかわるタンパク質など、神経細胞の働きに不可欠ないくつものタンパク質を切断し、整形する働きをするほか、多くのタンパク質に反応する性質を持っていました。

このことからβセクレターゼを阻害した場合の、さまざまなタンパク質への悪影響が危惧されるようになります。さらに、複数の研究グループによりBACE1ノックアウトマウスの詳細な解析が進められたところ、いくつもの異常が報告されました。初期のBAC

Ｅ１ノックアウトマウスでは低かった生後１週間以内の死亡率が、後のノックアウトマウスでは高かったという重大な異常の報告もありました。初期のノックアウトマウスは無菌環境で飼育されていましたが、後の実験では無菌状態にはしませんでした。βセクレターゼは免疫システムに深くかかわるタンパク質に反応するため、その働きが阻害されると免疫反応が過敏になり、無菌環境ではない場合には死亡率が上昇したと考えられました。

βセクレターゼ阻害薬も、アミロイドβの産生を抑制することに成功したとしても、異常が起きることがありえるという、γセクレターゼ阻害薬と同様の問題が明らかになったのです。そこで多くの製薬会社は現在、ＡＰＰの切断にだけ作用し、ほかのタンパク質に影響しないβセクレターゼ阻害薬の開発を進めています。

タウをターゲットとした薬

アミロイドβをターゲットとしたアルツハイマー病根本治療薬の創薬、中でも期待された薬の開発は、ここまで紹介したようにいずれも失敗し、実現に至っていません。そうした中で注目されるようになったのがタウをターゲットとした創薬です。

アミロイドβはアルツハイマー病の二大病変のひとつである老人斑の主な構成成分です

が、タウはもうひとつの病変である神経原線維変化の主成分です（第3章参照）。

タウは神経細胞の中の物質輸送に欠かせないタンパク質で、細胞内にあり、もともと凝集しにくい性質を持つので、正常な状態で凝集することはありません。ところが過剰にリン酸化された異常なタウが凝集し、蓄積して神経原線維変化となることがあります。アルツハイマー病のみならず、前頭側頭型認知症、進行性核上性麻痺《まひ》などの認知症をともなういくつもの病気で神経原線維変化が起きています。

第3章で述べたとおり、アミロイドβが凝集した老人斑は、疾患に対する特異性が狭いのに対して、タウの凝集は疾患に対する特異性が広い、つまりある病気だけに起きるのではなく、さまざまな病気で起きます。このことから、タウはおそらく原因に対する特異性が広い、つまりさまざまなストレスに応答する病理現象なのだろうと考えられます。

アルツハイマー病についていえば、まずアミロイドβの蓄積があってそのあとにタウの異常凝集が現れています。アミロイドβの蓄積が主要なストレスとなってある種の神経炎症が発生し、タウの異常凝集が引き起こされると考えてよいでしょう。アミロイドβの蓄積がなければタウの異常凝集は起きないわけで、アルツハイマー病の流れの、より上流にあるのはアミロイドβです。

しかし見逃すことができないのは、タウの凝集である神経原線維変化と認知症との関係です。アルツハイマー病でもほかの神経原線維変化が認められる病気でも、神経原線維変化が現れている部位では、その部位が担う認知機能の低下が見られます。老人斑と認知症にはそうしたはっきりした相関は見られません。タウは異常凝集の過程で毒性を持ち、神経細胞を死滅させていくようです。アミロイドβも凝集の過程で毒性を持ち神経細胞を死滅させますが、直接的に認知症にかかわるのはタウだともいえます。

そこで、アルツハイマー病の最上流に働きかける根本治療薬としてはアミロイドβがターゲットになりますが、認知症という病態を予防する、改善するためにはタウをターゲットとした治療薬も期待できます。

フェーズ3まで進んだのはタウの異常凝集を抑える薬です。シンガポールを拠点とするバイオテクノロジー企業ＴａｕＲｘ社が開発中の「ＴＲｘ０２３７」がその薬で、メチレンブルーという色素を用いています。軽度から中等度のアルツハイマー病患者を対象とし、複数のフェーズ3が行われています。

タウのリン酸化を食い止める薬ができる可能性もあります。タウは「ＧＳＫ‐3β」などの酵素によってリン酸化されるので、そうした酵素の作用を阻害する薬が企画され、いくつかはフェーズ2まで進みましたが、多くは有効性あるいは有用性が確認できずに終了しています。ただし、そのうちのひとつであるリチウムは、タウがリン酸化する作用を止める働きがあるとして、現在、軽度から中等度のアルツハイマー病に対する臨床試験が計画されています。

タウをターゲットとしたワクチンの開発も進んでいます。フェーズ1まで進んでいるのはACイミューン社の「ACI-35」というワクチンです。タウに対する抗体産生を促すこのワクチンは、タウトランスジェニックマウスによる前臨床試験では生存期間の延長などの効果が認められ、2013年、フェーズ1を開始しました。

このように近年、タウをターゲットとした創薬が話題ですが、実用化にまでは至っていないのが現状です。

アミロイドカスケード仮説への疑問

アルツハイマー病治療薬の開発状況について、2002年から2012年までの10年間で臨床試験に進んだ薬の失敗率は99・6%だと、アメリカ・クリーブランドクリニックの研究グループは分析しています。この間に実用化したのはメマンチンだけです。

臨床試験にまで進んでいながら、なぜアルツハイマー病治療薬の開発は失敗しているのでしょうか。

ことに大きな疑問は、この章で紹介してきた1990年代以降のアミロイドβをターゲットとする創薬に対してです。根本治療薬として有望だと非常に期待された免疫療法、γセクレターゼ阻害薬、γセクレターゼ調整薬、βセクレターゼ阻害薬のさまざまな薬がことごとく失敗しています。

そもそも、アミロイドβをターゲットとする根本治療薬開発の立脚点であるアミロイドカスケード仮説そのものが正しかったのかどうかという疑問も出されます。スタートが間違っていたのではないのかというわけです。

そうした中で、2012年、アミロイドカスケード仮説に対する疑問を一掃する大きな発見がなされました。

アイスランドのゲノムデータ企業デコード・ジェネティクス社の研究チームが、ある変異がAPP遺伝子にあったとき、アルツハイマー病になるリスクが減るという報告をしたのです。アルツハイマー病を防ぐ遺伝子変異の発見です。

ゲノム解析でアルツハイマー病を防ぐ遺伝子変異を発見

デコード・ジェネティクス社の研究チームは1795人のアイスランド人の遺伝子データを調査し、アルツハイマー病になっていない高齢者のAPP遺伝子に「A673T変異」があることを突き止めました。

APPのアミノ酸配列の、673番目のアミノ酸がひとつだけ置き換わったこの変異を持つと、アルツハイマー病発症の可能性が通常の1／5から1／7になっていました。また、この変異を持っている人は、持っていない人に比べて高齢でも認知能力には問題がないこともわかりました。つまり、A673T変異はアルツハイマー病を防ぐ遺伝子変異であり、認知機能低下を防ぐ遺伝子変異だったのです。

A673T変異の発見からわかったことは、APP遺伝子には正反対の働きをする変異がある、APP遺伝子はいわばコインのように裏表を持つということです。第4章で紹介したように、APP遺伝子のいくつもの変異が家族性アルツハイマー病の原因遺伝子として突き止められています。その変異した遺伝子は、APPからのアミロイドβの切り出しを促進し、凝集しやすいタイプのアミロイドβを増大させ、アルツハイマー病を発症させる原因遺伝子として働きます。ところがA673T変異は、アミロイドβの切り出しを抑制し、アミロイドβを減少させてアルツハイマー病を発症させないようにする遺伝子として働くのです。実際、テスト細胞にAPP-A673T遺伝子を組み込み、変異のない正常型APPのテスト細胞と、アミロイドβの産生量を比較したところ、A673T変異がある場合のアミロイドβは約40％も減少していたことが報告されています。

このように、APP遺伝子に正反対に働く両面があるということは、APPが生み出すアミロイドβはアルツハイマー病における一連の流れの最上流であることを示し、つまりアミロイドカスケード仮説の正しさを示しています。アミロイドβこそがアルツハイマー病の真犯人だったと証明されたといっていいでしょう。

しかもAPP-A673T変異は、アルツハイマー病ではない人の認知機能の低下を防ぐ働きをしていることもわかりました。これはアミロイドβが正常な老化としての認知機能の低下をもたらすものであり、その蓄積を防ぐことはアルツハイマー病を防ぐだけではなく、だれにでも起こると考えられてきた認知機能の低下を防ぐことになるということをも示しているのです。

この重大な発見をもたらしたのはゲノム解析の進展です。1980年代、家族性アルツハイマー病を含む同じ家系の中で発生頻度の高い単一遺伝性の病気（メンデル遺伝病）の原因遺伝子は、連鎖解析によって次々と突き止められ、ほぼすべての単一遺伝性疾患の原因遺伝子が特定されていきました。しかし、家系研究とDNAマーカーによって原因遺伝子を突き止める連鎖解析では、複数の遺伝子の作用や環境がかかわる複合した遺伝形質である多因子遺伝性疾患――がんや高血圧、糖尿病など。そして孤発性アルツハイマー病もそうです――の解析は困難でした。

しかし、DNAの塩基配列を解読する装置であるシーケンサーの登場から全自動シーケンスが実現し、さらに2005年、次世代シーケンサーが開発されると解析は一気に加速しました。次世代シーケンサーは塩基配列をより高速、高精度で解読することが可能で、ヒトひとり分のゲノムが低コストで解読できます。これを集積して解析することで、多因子遺伝性疾患の関連遺伝子が次々と明らかにされてきていました。

その成果のひとつが、アルツハイマー病を防ぐ遺伝子変異、すなわちAPP-A673T変異の発見だったのです。デコード・ジェネティクス社が、アルツハイマー病のリスクに対して影響を与えるAPP遺伝子の低頻度の変異の検出を目的に、次世代シーケンサーで得られた1795人のアイスランド人の全ゲノム配列データセットを対象としてAPPの変異について詳細に解析し、わかったのがA673T変異なのです。

βセクレターゼ阻害薬開発の重要性

アルツハイマー病を防ぐ遺伝子変異の発見によって、重要性が高まったのはやはりβセクレターゼ阻害薬の開発でした。

アルツハイマー病を防ぐAPP－A673T遺伝子が持つ変異は、APPからアミロイドβが切り出されるときにβセクレターゼが働く位置のすぐ近くにあって、アミロイドβの産生を減少させています。この変異がAPPからアミロイドβを切り出すβセクレターゼの働きを抑制していると考えられます。

つまりアミロイドβを切り出すハサミの働きを鈍らせて、アミロイドβの増加を防いでいるようなのです。ならば、やはりβセクレターゼはアルツハイマー病根本治療のターゲットになり、その阻害薬は大きな可能性を持っているといえます。

実際、京都薬科大学の木曽良明博士（現・長浜バイオ大学客員教授）らが開発したβセクレターゼ阻害薬「KMI－429」をAPPトランスジェニックマウスの海馬に直接注入した実験では、アミロイドβの量を低下させることができています。「KMI－429」は研究試薬として実験に使用されていますが、すでに治療薬として臨床試験に入っている

βセクレターゼ阻害薬があります。

アメリカのメルク社の「MK－8931」は2013年末から、アストラゼネカ社・イーライリリー社の「AZD3293」は2016年からフェーズ3の試験を開始していま す。また、日本のエーザイとアメリカのバイオジェン社が共同開発中の「E2609」は、2016年度中にフェーズ3の試験を開始する予定です。

次世代型アルツハイマー病モデルマウスの開発に成功

臨床試験の失敗続きから、一時はアミロイドカスケード仮説への疑問さえ生まれたアルツハイマー病根本治療薬の開発ですが、APP－A673T変異の発見は、アミロイドβをターゲットとすることの正しさを明らかにしました。

一方で、なぜこれまでの臨床試験が失敗してきたのかという疑問は残されたままです。これに対して、臨床試験では軽度から中等度のアルツハイマー病患者を対象としたことで効果が得られなかったのではないかといった意見もありました。

私たちが注目したのは、臨床試験の前の段階です。これまでの根本治療法の開発はみな、マウスなどでの前臨床試験の段階では成功していたにもかかわらず、臨床試験では失敗しています。マウスの実験では得られた効果がヒトでは得られなかったり、想定外の副作用や重篤な副作用が起こったことで、有望とみなされていた治療薬、治療法がことごとく開発中止に追い込まれているのです。

ではマウスの方に「問題」があったとしたらどうか。実験に使われたアルツハイマー病モデルマウスが不完全だったり問題があったとしたら、得られたデータは信頼できません。臨床試験の失敗は必然ともいえます。

これまでアルツハイマー病の発症研究や創薬研究では、ヒトのAPP遺伝子あるいは突然変異APP遺伝子を挿入したAPP遺伝子過剰発現型トランスジェニックマウスが使われてきました。このタイプのマウスを第一世代アルツハイマー病モデルマウス（第一世代ADモデルマウス）と呼びますが、この第一世代ADモデルマウスは、実はモデルマウスとして適切ではない点がありました。

第一世代ADモデルマウスはAPP遺伝子を過剰発現させ、アミロイドβを過剰に産生させますが、APPが増え、神経細胞の機能にも影響することが考えられます。また、過剰なAPPからアミロイドβが盛んに切り出されるのですが、このとき、APPの切れ端もたくさんできてしまい、この切れ端が脳の機能に影響することも考えられます。また、脳内のアミロイドβの蓄積の仕方も、第一世代ADモデルマウスとアルツハイマー病患者とで類似性が乏しいのです。さらに、第一世代ADモデルマウスは性質として気性が荒く、原因不明の突然死を起こすことがあるなど問題点もありました。

そこで私たちは2002年、よりアルツハイマー病患者の脳に近いアミロイドβの蓄積を示す新たなモデルマウスの作製を開始しました。

目指したのは、APPを過剰発現させずに、アミロイドβの産生量を増やし、それも凝集しやすく毒性が強いアミロイドβ42、43などのアルツハイマー病の最上流に位置するアミロイドβの比率が高いモデルマウスです。

そのために用いたのは、ノックインという遺伝子組み換えの技法です。第一世代ADモデルマウスのようにAPP遺伝子をマウスのDNAに挿入するのではなく、家族性アルツハイマー病のAPP遺伝子変異のDNAの塩基配列とマウスの正常なDNAの塩基配列を〝置き換える〟のです。

家族性アルツハイマー病の「スウェーデン型」と「イベリア型」それぞれのAPP遺伝子変異のDNA塩基配列を、同時にマウスの塩基配列に置き換え、新しいマウスを作りました。マウスの繁殖に半年。得られたマウスを生後3か月から寿命が尽きる生後2年半くらいまで、定期的に脳やその記憶学習能力を観察、測定し、アルツハイマー病の発症を検証、分析するなど研究を重ね、作製開始から完成までに12年の時間を要しました。このAPPノックインマウスを第二世代ADモデルマウスとして論文発表したのは2014年でした。

私たちが作製した第二世代ADモデルマウスでは、生後6か月からアミロイドβの蓄積が確認され、加齢とともにその蓄積が進行し、アミロイドβ42の割合が高く、アルツハイマー病の患者脳と同様の病理現象が起きています。生後18か月では、Y迷路試験（Y字型の走路を用いたマウスの学習試験）で記憶学習能力の低下が確認できました。この第二世代ADモデルマウスは第一世代にあったような気性の荒さや突然死といった問題も起こりません。

さらに私たちは第二世代ADモデルマウスを基に、家族性アルツハイマー病変異のひとつであり、アミロイドβがさらに蓄積しやすくなる「アークティック型」変異を組み込んだ第三世代ADモデルマウスの作製にも成功しました。このマウスは、生後2か月から老人斑が形成され、第二世代ADモデルマウスよりも激しい神経炎症を示しました。また、記憶学習能力の低下は生後6か月から認められます。実験目的に応じて、この第二世代と第三世代と、ふたつの次世代型ＡＤモデルマウスを使い分けることが可能になりました。

これらのマウスは、「認知能力低下」だけでなく、「情動異常」も示す優れたモデルです。

私たちが開発した次世代型ＡＤモデルマウスは今、世界中の研究者に提供されています。第一世代ＡＤモデルマウスによって積み上げられてきたアルツハイマー病研究の検証に、そして創薬に、ふたつのモデルマウスが活用されているのです。

アルツハイマー病根本治療法・予防法の実現に向けては、モデルマウスの開発といった関連研究も欠かすことができない重要なものなのです。

さて、いよいよ次章では、私たちの研究チームがたどり着いた、アルツハイマー病を予防し治療する薬の開発過程をお話しいたします。

第6章　アルツハイマー病は治せる、予防できる

脳の老化に迫る

アルツハイマー病の解明を目指すことは、脳の老化の謎に迫ることにほかなりません。加齢は認知症の最大の危険因子ですが、とりわけアルツハイマー病については、明確にそうだといえます。認知症の中でも、例えば脳血管性認知症は高齢者におしなべて多く、高齢になればなるほど増えるというわけではないのです。しかしアルツハイマー病はほとんどの場合65歳以降、大半は80歳以降に発症し、高齢になればなるほど増える、より老化に密接にかかわっています。

老化の多くは22ページでも見たように臓器の機能低下として現れます。それは臓器を構成する細胞の老化による変化があるからだと考えられます。

細胞の老化はなぜ起こるのか、さまざまな仮説が提唱されています。細胞の活動で産生されてしまう活性酸素の有害作用（酸化ストレス）による「酸化ストレス説」、がん化などの不都合が起きたときに細胞が自死する仕組みのひとつであるアポトーシスによる「アポトーシス説」、テロメアという塩基配列が短くなり細胞の機能低下や細胞死を起こす「テロメア短縮説」、遺伝の基本情報であるＤＮＡが紫外線や放射線、化学物質、活性酸素などで傷害され、本来の遺伝情報を発現できなくなってくる「ＤＮＡエラー説」などです。これらが有力ですが、ほかにも多様な説があります。

ただ、加齢によって老化が進む一方で、細胞には細胞分裂という再生・回復のシステムがあります。生涯、細胞分裂を繰り返す皮膚の表皮の細胞のような分裂細胞はもちろん、分化した後は分裂しない分裂後細胞でも、例えば肝細胞などには組織が損傷したときなどに残った部分が分裂し再生する機能が備わっています。これらの細胞は細胞分裂によって構造や機能の異常を修復・修正することができ、ダメージと再生とがせめぎ合い、構造や機能を維持しつつ、ゆっくりと老化が進行していきます。

ところが分化後は基本的に細胞分裂をしない細胞があります。そのひとつが、前述した脳の神経細胞です。神経細胞は、胎生期と生後1年ほどまでに分裂が終了し、以降は基本的には細胞分裂をしない分裂後細胞です。

神経細胞は第2章でも見たように電気信号を発する特殊な細胞です。脳全体では千数百億個ともされる膨大な数の神経細胞は、互いに別の神経細胞とつながり合い、複雑なネットワークである「神経回路」を形成しています。脳の活動とは神経回路で情報がやり取りされることで、これによって体が統括・制御され、ヒトならではの精神活動が生み出されます。こうした脳の高度な機能のベースには、神経回路で保たれている記憶の蓄積があります。もし神経細胞が分裂したなら、神経回路は崩壊し、一からネットワークを張り巡らしていかなければなりませんし、そのとき、記憶が保たれているとは考えにくい。そこで、脳の神経細胞は分裂をせずにネットワークを構築していくのだと考えられます。

細胞分裂をしない神経細胞は、個体の死まで、生涯にわたって生存し続けなければなりません。しかも神経細胞はほかの細胞に比べて、物理的サイズが大きく、さらにエネルギー消費量も大きいので、酸化ストレス、虚血ストレスなどのさまざまなストレスにさらされやすいことが知られています。

そうした状況下で、神経細胞が加齢による変化を超えて正常に保たれるには、構造や機能の異常を修復・修正するための、細胞分裂にはよらない神経細胞内外の品質管理システム、つまり「脳の品質管理システム」が重要になります。

かつては神経細胞は中年期以降では1日に約10万個ずつ減少しており、それが脳の老化だと考えられていました。しかし近年では90歳代の高齢者でも、正常な脳では神経細胞数は顕著には減っていないことがわかっています。神経細胞数が変わらないとすると、脳の老化は、やはり神経細胞の質にかかわる、「脳の品質管理システム」がうまく作動しているかどうかによると考えられます。

加齢によって神経細胞の老化が進んでいく一方、品質管理システムが働くことで脳の老化はゆっくりになり、生活に支障をきたすことなく高齢期を過ごせます。ところが、品質管理システムのどこかに問題が生じたとき、アルツハイマー病をはじめとする神経変性疾患が起き、神経回路が維持できなくなり、認知症になります。ですから、アルツハイマー病を解明していくことは、同時に「脳の品質管理システム」と、それにコントロールされる脳の老化を解明していくことでもあるのです。

やはりアミロイドβがターゲット

脳が老化し、アルツハイマー病になると認知機能が低下します。もの忘れから始まって記憶の障害が起き、時間や場所、人がわからなくなる、身の回りのことができなくなるといった認知症状が進み、最終的には寝たきりになって死に至るのがアルツハイマー病です。

発症から死亡までは平均で10年ほどといわれていますが、その間はアルツハイマー病という病気の流れでいえば最下流にあたります。アルツハイマー病の最上流にあるのは、ここまで紹介してきたようにアミロイドβ、中でも凝集しやすく毒性が強いアミロイドβ

42、43などの蓄積だと考えられています。

そこで、アミロイドβをターゲットとしたアルツハイマー病根本治療法の開発が進められていますが、第5章で見たように根本治療法は未《いま》だ確立していません。期待された治療法、治療薬の開発では失敗が繰り返され、今も改良が重ねられ、研究が続いています。

しかし私たちは今、これまでに紹介した治療法とは全く異なる根本治療法を開発しています。確実に安全に、アルツハイマー病を治す、予防することが期待できる治療法です。

これまで大きな期待を寄せられたワクチン療法、γセクレターゼ阻害薬、βセクレターゼ阻害薬などと同じく、私たちが開発中の治療法も広い意味でのターゲットはアミロイドβです。

アミロイドβはだれの脳でも産生されています。神経細胞で分泌されるAPPにセクレターゼという酵素がハサミとして働き、アミロイドβが切り出されていますが、そのアミロイドβが蓄積してアルツハイマー病になる人と、アミロイドβが蓄積せずアルツハイマー病にならずに一生をまっとうする人がいます。

なぜ、アミロイドβが蓄積するのか、はっきりとした理由がわかっているのは、アルツハイマー病原因遺伝子がある場合です。

第4章で紹介したように、家族性アルツハイマー病はAPP遺伝子の変異、プレセニリン1、プレセニリン2の遺伝子変異などの原因遺伝子があって発症します。APP遺伝子の変異は、APPからアミロイドβが切り出されるプロセスを加速させたり、あるいはアミロイドβ42の産生を増加させます。プレセニリン1やプレセニリン2の遺伝子変異は、アミロイドβ全体の産生量は増加させないものの、アミロイドβ42の相対的産生量を増加させます。

家族性アルツハイマー病ではアミロイドβの蓄積は、アミロイドβ42の産生が増えることで起きているわけです。

ただ、家族性アルツハイマー病はアルツハイマー病全体の中ではわずかです。アルツハイマー病の99%以上を占めるのは孤発性アルツハイマー病で、だれもが高齢になると発症する可能性があります。では、孤発性アルツハイマー病でアミロイドβが蓄積する原因は何でしょうか。

そもそも、アルツハイマー病の最大の危険因子は加齢です。加齢によって代謝は低下するもので、亢進《こうしん》することはまずありませんから、アミロイドβの産生が亢進するとは考えにくいといえます。

実際、孤発性アルツハイマー病になっても、特にアミロイドβの産生量が増えることはありません。発症後、それも後期になるとアミロイドβ42が大量に産生されてしまうことはわかっていますが、その段階になるまではアミロイドβの産生が増加することはないのです。また、孤発性アルツハイマー病のリスク遺伝子であるアポE4は、アミロイドβの産生にはかかわらず、凝集と蓄積を促進する働きをすると考えられています。

ではなぜアミロイドβが蓄積するのでしょうか。私たちは「脳の品質管理システム」のひとつとしてのアミロイドβの「分解」に注目しました。アミロイドβは、正常な脳では速やかに分解されているからです。

アミロイドβは役割を持たないゴミ

アミロイドβはAPPから切り出されます。前述のとおり、APPは「膜タンパク質」のひとつです。膜タンパク質は細胞の中で作られ、細胞膜などの膜に結合し、膜に埋まったり突き刺さったりして、細胞内外の分子の輸送やほかのタンパク質の固定、細胞外からのシグナルの受容・変換といったさまざまな働きをしています。

APPは膜タンパク質の中でも、細胞膜を縫うように突き刺さる「膜貫通タンパク質」

というタイプですが、さまざまな実験から、脳の保護、特に神経細胞の保護やシナプスの形成の促進、細胞増殖、細胞の接着作用、さまざまな分子が神経細胞の軸索へと運ばれるシステムにかかわるといった機能を持っていると考えられています。ＡＰＰの遺伝子をなくし、ＡＰＰを作り出さないようにしたマウス（ＡＰＰノックアウトマウス）は脳重量が低下することや、ＡＰＰの仲間（ホモログ）のふたつの遺伝子をなくしたマウス（ＡＰＬＰノックアウトマウス）は死んでしまうといった実験結果が得られたことからも、ＡＰＰには脳の保護作用があると考えられます。

そのＡＰＰが切断されてできる断片のひとつ（ペプチド）がアミロイドβです。

ＡＰＰに限らず、膜タンパク質の切断はよく起こっています。分子量の大きなタンパク質から切り離された断片は、その場から離れて別の働きを担当します。

ＡＰＰから切り出される断片はどうでしょうか。細胞膜に突き刺さったＡＰＰがセクレターゼによって切断されてアミロイドβが切り出されるとき、アミロイドβの前後でも断片ができています。細胞膜の内側の断片は細胞の中に回収されます。外側の断片は細胞の周りで過剰なタンパク質分解を制御し、ともに神経細胞を守る働きをするようです。

ところが、アミロイドβの役割は不明です。というよりも、アミロイドβにはもともと役割はないのかもしれません。アミロイドβはＡＰＰやほかの断片の作用を得るために、切断が起きるときにできてしまう不要物、ゴミではないだろうか。そう考えられるのです。だからこそ脳にはアミロイドβ＝ゴミを分解するメカニズムがあって、若く、正常な脳では常に産生されているアミロイドβは、速やかに分解されるのです。

アミロイドβ産生と分解のバランス

だれの脳でもアミロイドβは産生され、分解されています。その産生速度と分解速度のバランスが保たれていれば、一定量のアミロイドβが脳にあっても、蓄積することはありません。図１５のＡの状態です。

家族性アルツハイマー病では、アミロイドβ４２の産生速度が加速しますが、分解速度は変わりません。そこで産生と分解のバランスが崩れ、アミロイドβ４２が凝集・蓄積します（図１５のＢ）。

また、産生速度は変わらなくても、分解速度が落ちればバランスが崩れます。結果としてアミロイドβは蓄積されます（図１５のＣ）。これが孤発性アルツハイマー病の脳で起こっていると私たちは考えたのです。

図15　アミロイドβの代謝と蓄積

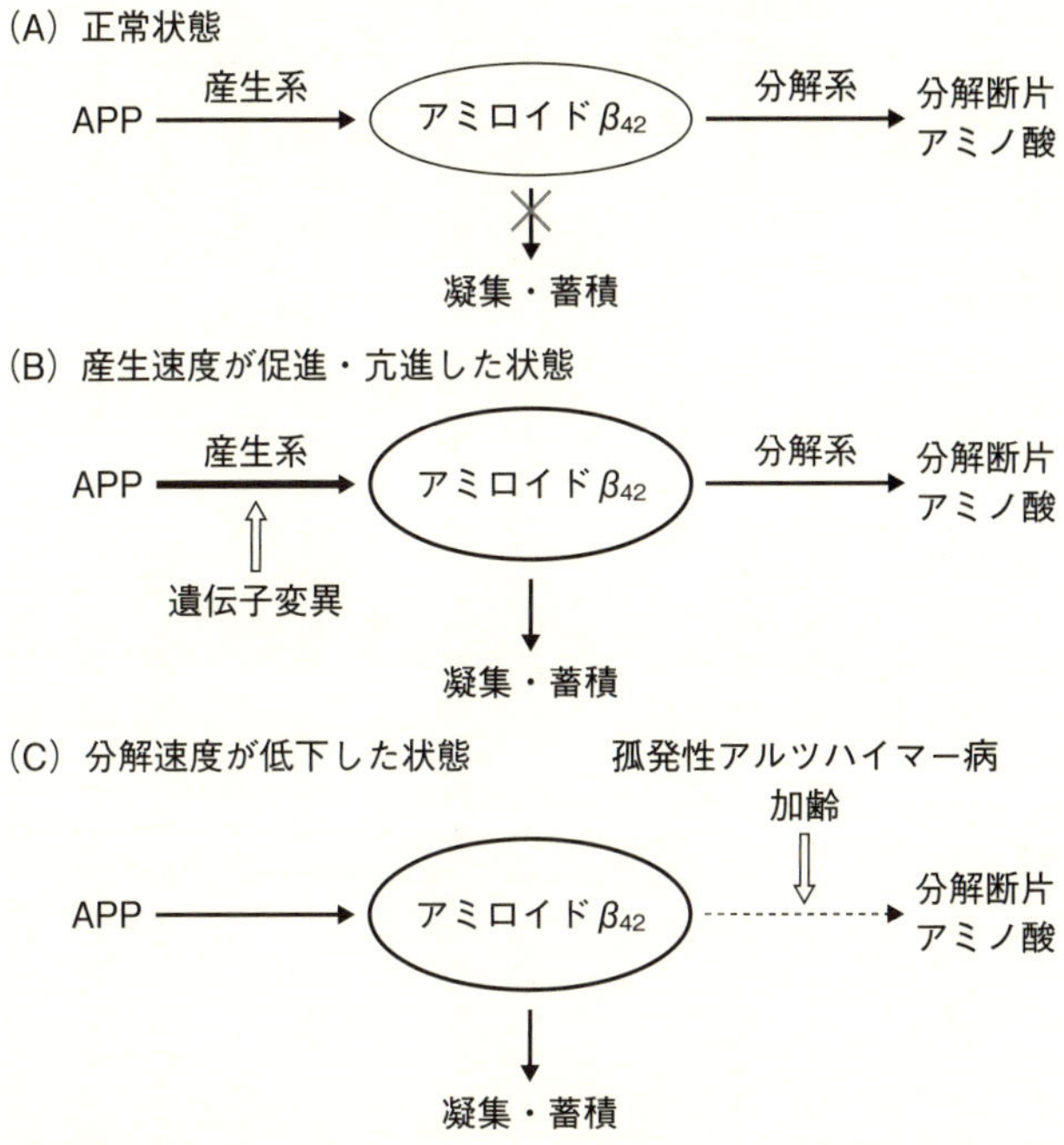

岩田修永・西道隆臣『アルツハイマー病の謎を解く』（中外医学社）より一部改変。家族性アルツハイマー病では（B）で示されるように産生の上昇、孤発性アルツハイマー病では（C）で示されるように分解の低下が考えられる。

アミロイドβが蓄積するか否かは産生と分解のバランスで決まる。つまり、分解系は産生系と対をなしてアミロイドβの量を決めているわけです。仮に分解系の活性が半分に減り、働きが鈍ると、産生系が2倍の速度になるのと同じくらいアミロイドβの蓄積を進めることになります。

実際、孤発性アルツハイマー病患者の脳ではアミロイドβの産生速度は変わることはなく分解が遅くなっていることは、非放射性のアイソトープを使った研究からも確かめられています。加齢によって少しずつ分解の働きが低下していけばそれだけで、アミロイドβがたまり、アルツハイマー病の原因になってしまうわけです。

アミロイドβが毒性を持つとき

不要物であるアミロイドβの産生と分解のバランスが崩れ、アミロイドβがたまってしまうと、アミロイドカスケード仮説で説明されるようにアルツハイマー病の病理の流れが起きます。アミロイドβは凝集し、線維状になって老人斑を形成します。その過程のどこかで、ただのゴミだったアミロイドβは毒性を持ち、シナプスや神経細胞にダメージを与えるようになるのですが、いつ、どのように毒性を持つのかは不明でした。

2002年になって、アミロイドβは老人斑になる前の、数個が集まった状態が最も毒性が高くなるという考え方がハーバード大学のデニス・セルコー博士らから提出されました。ラットの実験で、アミロイドβの「オリゴマー（低分子重合体）」を海馬に打ち込むと、シナプスの伝達効率が落ちることがわかったからです。オリゴマーとは分子が2個～数十個、会合した小さな集合体のことで、この実験ではアミロイドβ数個の集合体が用いられました。その後も相次いでアミロイドβオリゴマーの毒性を示す研究報告があり、アミロイドβのオリゴマーという状態が、毒性を発揮し、アルツハイマー病を進行させるという考え方が支持されるようになっていきました。

アミロイドカスケード仮説からオリゴマーに関する指摘までを踏まえて、アルツハイマー病の病理がどのように進むと考えられるかを図16に示しました。

アルツハイマー病の病理は川の流れのように引き起こされます。しかし単純にひと筋の流れによるだけではなく、最上流のアミロイドβからはふた筋の流れが生まれ、絡み合って病理現象が起きていることが、この図からわかっていただけると思います。

アミロイドβがたまり、凝集して、一方ではオリゴマーが集積していくことで、シナプスや神経細胞が傷害され、機能不全が起こってきます。ことにシナプスの機能不全は、記

図16　時系列に沿ったアルツハイマー病の病理カスケード

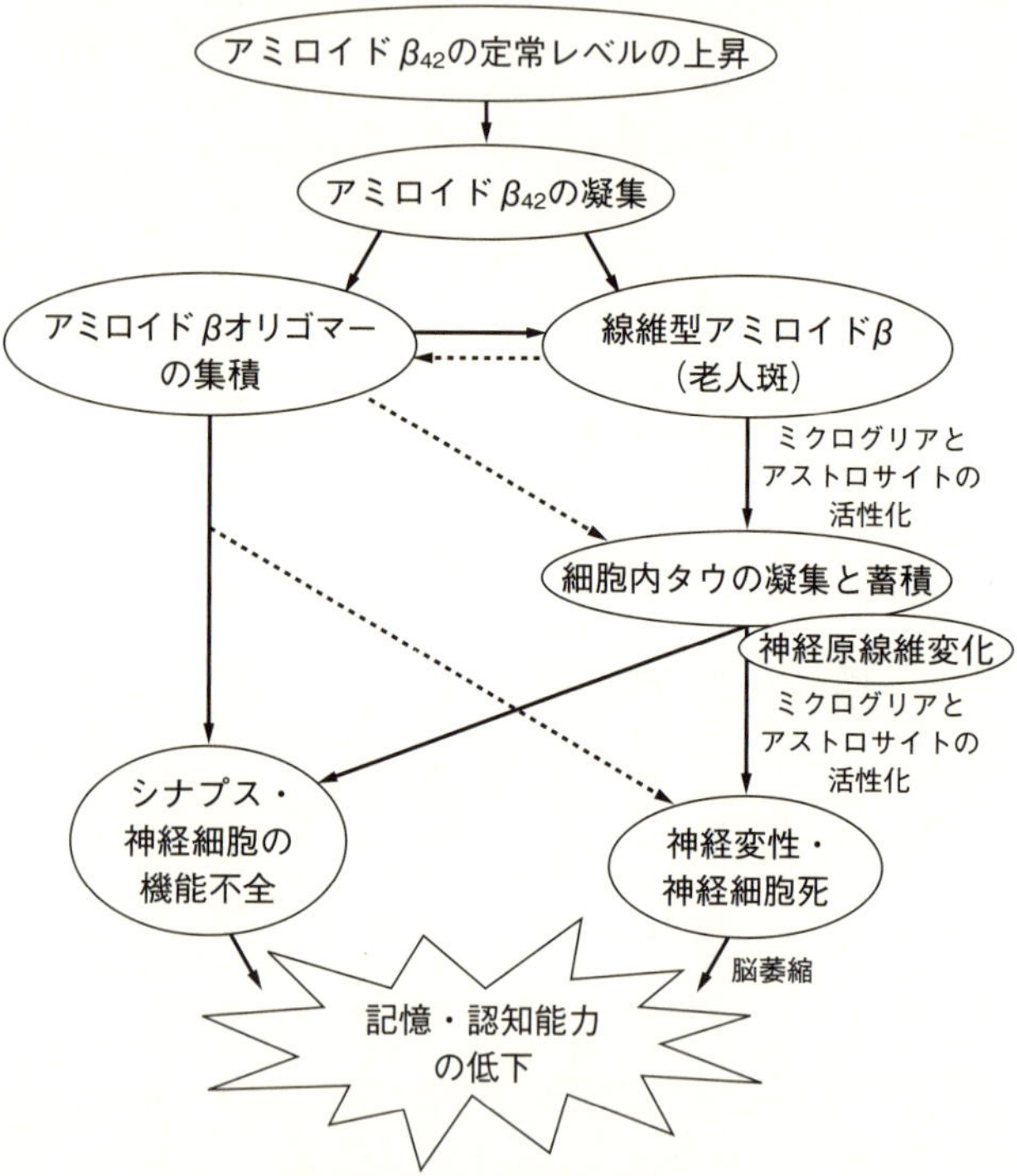

アルツハイマー病の発症

岩田修永・樋口真人・西道隆臣「脳内プロテアーゼの活性制御によるアルツハイマー病の治療戦略」（日本薬理学会「日本薬理学雑誌」第131巻第5号）より一部改変。実線は直接的作用、破線は間接的作用を示している。

憶や認知機能の低下を招く大きな要因になります。

一方で、アミロイドβの凝集から老人斑ができる。ここにはオリゴマーが集まったものも含まれます。この老人斑ができることで、神経細胞を監視し、異物を除去しようとするミクログリアが活性化します。また、細胞内のタウが、異常を起こし凝集して蓄積し、神経原線維変化になります。

アミロイドβオリゴマーは、タウのリン酸化という異常を誘導することもわかっていますから、毒性を発揮するだけでなく、神経原線維変化を作ることにも影響します。この異常なタウあるいは神経原線維変化は毒性を持っているので、シナプスや神経細胞を傷害し、機能不全を起こしますし、神経変性や神経細胞死を起こします。神経細胞が死滅すれば脳は萎縮します。そして認知機能の低下が起きる。このようにアミロイドβの毒性とタウの毒性とが複雑に絡み合い、影響し合ってアルツハイマー病が進行するのです。

アミロイドβ分解の実験に成功

孤発性アルツハイマー病では、アミロイドβの分解の低下が病理のカスケードを引き起こしていると考えられます。しかし、何が、どのようにアミロイドβを分解しているのか、そのメカニズムはわかっていませんでした。

1980年代後半、アルツハイマー病研究は一気に進展し、アミロイドβの産生系の解明が進みましたが、分解系は取り残されていました。分解系は産生系に比べて解析が難しいからです。

例えばアミロイドβの産生は細胞の内部で起きるので、シャーレの中の培養細胞の実験で解析が可能です。培養細胞にAPPをたくさん発現させる実験を行い、それを解析すれば脳内で起きていることに近い情報を得ることができます。ところが分解系の解析をするためには、同様のやり方では脳内に近い情報を得ることはできません。

アミロイドβの分解は、細胞外で行われるか、あるいは細胞外へ分泌されたものが細胞内に取り込まれて消化されるという形で行われると考えられます。しかし、シャーレの中では培養細胞の周りには大量の培養液があって、細胞同士が接近している脳内の状況とはかけ離れた環境です。実験でできることは、合成ペプチドをこれぞと思うタンパク質分解酵素や培養細胞、培養上澄み、抽出液などにさらし、分解するかどうかを観察するといった程度で、これでは脳内の代謝過程に迫ることはできません。分解にかかわる可能性のある物質の候補が浮かび上がりはするものの、そこまでで終わってしまっていたのでした。

しかし、私たちはアミロイドβ分解系の解明は必須だと考えました。産生系が亢進していないのにアミロイドβがたまる孤発性アルツハイマー病の予防・治療のカギは、ここにこそあるに違いないからです。

私たち研究チームが構想したのは、シャーレの中ではなく、脳内で、実際にアミロイドβが分解される過程を、詳細に分析するというものです。

アミロイドβは四十数個のアミノ酸が連なるペプチドです。私たちはアミノ酸を標識したアミロイドβを合成し、脳の中に置き、そこで起こることを分析するという方法を構想しました。

標識とはマーカーをつけることで、従来も蛍光物質などでペプチドの末端やアミノ酸配列の途中にいくつかのマーカーをつけるという方法は行われていました。しかし標識部位が少ないと重要な代謝過程を見逃してしまうおそれがあります。また、マーカーによっては、標識することでペプチドの構造が変化してしまい、そのために分解にかかわる特定の物質を取り逃がすこともあります。

そこで私たちは、アミノ酸を放射線を出す放射性同位元素（ラジオアイソトープ、ＲＩ）で標識したアミロイドβ４２ペプチドの合成を企画しました。アミロイドβ４２を構成するアミノ酸ひとつひとつに「目印」の放射線がつけてあれば、代謝を見逃すことなく確実に確認することができるからです。

しかし、もともとアミロイドβペプチドは水に溶けにくく、凝集しやすい、非常に扱いにくいペプチドで、合成は難しいとされていました。高度な技術と時間を要し、放射性物質を扱いますから大型の施設も必要です。幸い、1997年10月、理化学研究所脳科学総合研究センターが理化学研究所内に開設され、設備の問題はクリアし、実験をスタートさせることができました。

まずアミロイドβ42ペプチドの合成です。アミノ酸をひとつずつRIで標識し、これを固相法という方法で、カルボキシル基末端側からひとつひとつ結合させていきます。アミノ酸は炭素Cを中心にアミノ基（$-NH_2$）とカルボキシル基（$-COOH$）を持ち、あるアミノ酸のカルボキシル基と次のアミノ酸のアミノ基との間で結合しているのがタンパク質ですから、タンパク質の合成のためには、アミノ酸を変性させずにカルボキシル基末端側だけを活性化させせアミノ基を結合させていくわけです。

これは極めて繊細な作業で、しかも放射性物質を扱うのですから、緊張感は倍加します。それをひとつのアミノ酸を結合させるために要する時間は10時間以上にもなります。

とつずつ確認し、42個のアミノ酸を結合させ標識アミロイドβ42ペプチドを得るには6か月を要しました。

さらに合成の後には精製が必要です。これもまた、繊細で時間のかかる作業で、困難の連続です。実験開始から約1年後、精製を完了。これほど長い標識ペプチドの合成に成功したのは世界で初めてでした。

この標識ペプチドの完成で、アミロイドβの分解過程解明の実験に入ることができます。標識アミロイドβ42ペプチドをラットの海馬に注入し、RI検出器を連結した高速液体クロマトグラフィーシステムで、分解パターンを追跡するのです。

といっても直ちに実験に入るわけにはいきません。ラットの脳は、約2gという小さなものです。その脳の深部に位置する全長3㎜ほどの海馬の特定領域（CA1）に、1μL、つまり1mLの1000分の1の量のアミロイドβを正確に入れなくてはなりません。まずはその注入の手技を確立し、実験の準備を整えました。

いよいよ実験です。ラットの脳の海馬に標識アミロイドβ42ペプチドを注入します。するとアミロイドβ42は速やかに分解され、30分以内にそのほとんどが消失したのです。

脳の強力なタンパク質分解酵素（プロテアーゼ）が働き、アミロイドβを分解させることができた、そのシステムの存在を証明した瞬間でした。

さらにこの実験では、アミロイドβ42は切断されていったん中間代謝物であるアミロイドβ10-37になり、それがさらに分解されるという過程も明らかになりました。また、分解過程に特異的な酵素阻害剤を同時投与して分解を抑制すると、標識アミロイドβ42が蓄積することもわかりました。

脳の中でのアミロイドβとその分解の関係が、初めて明かされたのです。

世界初！　アミロイドβ分解の仕組みを解き明かす

では、このアミロイドβを分解するタンパク質分解酵素は何でしょうか。

それを知るために、同じ実験システムでプロテアーゼ阻害剤による実験を繰り返し行いました。ラットの海馬に、標識アミロイドβ42ペプチドと一緒に特定の酵素の働きを阻害するプロテアーゼ阻害剤を投与し、アミロイドβの分解が止まったなら、その阻害剤が作用する酵素こそがアミロイドβ分解酵素だといえます。

この実験の結果、「ホスホラミドン」さらに「チオルファン」というプロテアーゼ阻害剤を投与したときに、アミロイドβの分解が低下しました。これらの阻害剤の作用から、アミロイドβ分解酵素として浮かび上がってきたのは中性エンドペプチダーゼ（中性pHでペプチドを内側から分解する酵素）の一種である「ネプリライシン」でした。

そこで、ネプリライシンをラットの脳から取り出し、精製して、標識アミロイドβ42ペプチドとともに反応させる実験を実施しました。するとラットの海馬での実験と同様の中間代謝物が検出されました。ネプリライシンはアミロイドβを分解することがわかったのです。

ただし、このことだけをもってネプリライシンが主要なアミロイドβ分解酵素だと断定するわけにはいきません。脳内のほかの中性エンドペプチダーゼの働きが主要であるかもしれませんし、あるいは、まだ発見されていない新たな酵素が働いている可能性もあります。

そこで、アミロイドβ分解にかかわると考えられる酵素をピックアップし、さらに未知の酵素を見逃さないために遺伝子クローニングによって候補となる遺伝子を検索し、6つの酵素、4つの遺伝子を選び出し、それぞれがアミロイドβ42を分解するかどうかを詳細に比較検討しました。その結果、最も効率よくアミロイドβ42を分解するのは、やはりネプリライシンであることがわかりました。ネプリライシンがアミロイドβを分解する主役だったのです。

最終的にネプリライシンが主要なアミロイドβ分解酵素であることを私たちが確認したのは、ネプリライシンノックアウトマウス（遺伝子改変でネプリライシン遺伝子をなくし、ネプリライシンを発現しないマウス）の実験の結果です。

ネプリライシンノックアウトマウスは標識アミロイドβ42を注入すると、ふつうの（ネプリライシンを発現する）マウスと比較してその分解が著しく低下しました。このことから、ネプリライシンがアミロイドβ分解酵素であることを示したのです。

ネプリライシンがアミロイドβ分解酵素であるなら、ネプリライシンノックアウトマウスの脳のアミロイドβは増えます。実際、その量はふつうのマウスの約2倍に増加していました。また、交配実験によって、ネプリライシンの働きを抑えただけでもアミロイドβの分解は低下することもわかりました。

さらにネプリライシンノックアウトマウスの脳で、アミロイドβが最も多かったのは海馬で、最も少ないのは小脳であることもわかりました。第2章で紹介したように、アルツハイマー病の病変は脳内で均等に起こるのではなく、海馬周辺から始まり、小脳は病気の最終的な段階まで冒されることはありません。この事実とも一致する結果を得たわけです。

これらの結果をもって、私たちは脳内でアミロイドβを分解する酵素としてネプリライシンを同定、これを、2001年、「サイエンス」誌に発表しました。世界で初めてアミロイドβ分解系の仕組みを解き明かしたのです。

ネプリライシン活性化はアルツハイマー病の99%を救う

ネプリライシンは、その存在自体はすでに知られていました。タンパク質分解酵素のひとつであり、体中で広く発現しています。体内での作用としては、例えば炎症反応や血圧コントロールにかかわると考えられていますし、また甲状腺の細胞などから分泌されるホルモンのカルシトニンに作用して、カルシウム濃度の恒常性を維持する働きも持っているようです。

脳では、ネプリライシンは細胞から作り出されるいくつかのペプチドが過剰になったときにそれを分解してシナプスを守る働きをしていると考えられてきました。

そのネプリライシンが、実はアルツハイマー病の原因であるアミロイドβを分解して、蓄積を防ぐ働きをしていたのです。

ヒトの若い、正常な脳では、アミロイドβは常に産生されていますが、ネプリライシンによって速やかに分解され、蓄積することはありません。ところが加齢とともにネプリライシンの活性は低下します。

私たちは老齢のマウスの脳を解析し、記憶の中枢である海馬で、加齢によりネプリライシンの発現が著しく減っていくこと、逆に脳内のアミロイドβが増加していくことを明らかにしました。その後、複数の研究グループが、ヒトの脳における加齢によるアミロイドβの蓄積や、アルツハイマー病の進行とネプリライシンレベルの低下を関連づける報告を行っています。

これらのことからアルツハイマー病の99%以上を占める孤発性アルツハイマー病でアミロイドβが蓄積する原因は、分解システムの機能低下、つまり加齢にともなうネプリライシンの活性低下であるだろうと考えられます。

それならば、ネプリライシンを活性化させる方法があれば、アルツハイマー病を予防、治療することができます。これまで、大きな期待を持たれながら、その開発が失敗してきたアルツハイマー病根本治療法はいずれも、アミロイドβ「産生」をターゲットとしてきました。そこにようやく、まったく新しいアミロイドβ「分解」をターゲットとした根本治療法の希望が生まれたのです。

もうひとつ重要なのは、ネプリライシンはアミロイドβを分解するだけではなく、毒性を発揮してアルツハイマー病を進行させるアミロイドβオリゴマーをも分解することができるということです。これもマウスの実験によって確かめられました。アミロイドβオリゴマーのシナプスへの影響を考えると、ネプリライシンの活性化によって、ただ脳内のアミロイドβを減らすだけでなく、記憶や認知機能の改善も見込めます。従来取り組まれてきた治療法の開発ではどれも成し遂げることができなかったことが、ネプリライシンには期待できるのです。

遺伝子導入でアミロイドβを分解する

私たちは脳内のネプリライシンを活性化させるふたつの方法の開発に取り組んでいます。どちらも、根本治療法になり、同時に予防法としても活用が期待できる方法です。

ひとつは、ウイルスベクターによる遺伝子治療です。ネプリライシンの遺伝子を脳の神経細胞に導入し、ネプリライシンを発現させようという治療法です。遺伝子治療実験は、自治医科大学の村松慎一教授との共同研究で行いました。

遺伝子は細胞膜を透過できないので、遺伝子治療にはベクターという細胞内に遺伝子を導入する、いわば「遺伝子の運び屋」が必要になります。ウイルスベクターとは、その遺伝子の運び屋としてウイルスを使うものです。ウイルスには細胞に感染（吸着）し、細胞内に侵入して増殖するという性質があるので、これを利用して、病原性に関する遺伝子を取り除いたウイルスをベクターとし、目的の遺伝子を組み込んで細胞内に導入する方法で、脳神経系への遺伝子導入に広く使われています。

ウイルスベクターとしてよく使われるウイルスは数種類ありますが、私たちはアデノ随伴ウイルス（ＡＡＶ）を採用し、ネプリライシン遺伝子をマウスの脳内に導入する実験的遺伝子治療を行いました。その結果、マウスの脳でネプリライシンが発現し、活性化して、アミロイドβを分解させることができました。２００４年のことです。

遺伝子導入を行ったのは、ネプリライシンノックアウトマウスとＡＰＰトランスジェニックマウスです。

ネプリライシンノックアウトマウスはネプリライシンを発現しないため、アミロイドβがたまっています。このマウスにネプリライシン遺伝子を導入すると、アミロイドβの量は正常レベルにまで低下しました。また、アミロイドβが蓄積しているＡＰＰトランスジエニックマウスにネプリライシン遺伝子を導入すると、病変は明らかに減りました。

どちらのグループのマウスの脳でも、導入した遺伝子によってネプリライシンが発現し、活性化して、アミロイドβを分解したのです。また、遺伝子導入によってネプリライシンが過剰発現したときも、アミロイドβを優先的に分解するため、ほかに影響することはないことも確認されました。

アデノ随伴ウイルスは、もともと非病原性のウイルスで安全性が高く、免疫反応を引き起こすこともありません。また、神経細胞のような分裂後細胞にも感染できるという特徴があります。さらに感染すると長期間にわたって安定的に目的の遺伝子を発現するので、効果が長く続きます。物理的にも安定しているといった利点もあります。このウイルスベクターでネプリライシン遺伝子を導入し、成果が得られたのです。これはアルツハイマー病根本治療法確立に向けた非常に大きな一歩です。

ただし、これまでの方法では、脳にネプリライシンを投与するには外科的手術が必要でした。しかも遺伝子導入できる部位は手術でベクターを届けられる範囲に限定され、広範囲の脳領域への導入が難しいという欠点もあります。治療法が確立し、ヒトに対しての効果が期待できるとわかっても、手術が必要となると、だれもが簡単に受けられる治療とはいえません。

そこで、私たちは簡便で、脳の広範囲にネプリライシン遺伝子が発現するウイルスベクターの開発に取り組みました。全身を循環する血液に投与し、体に影響を与えることなく脳の神経細胞にだけ遺伝子発現をもたらすウイルスベクターです。

アルツハイマー病を注射で治療・予防する

2013年、私たちは新たなアデノ随伴ウイルス（AAV9）ベクターの作製に成功しました。

この新規ウイルスベクターにネプリライシン遺伝子を組み込み、マウスに投与して治療の効果を検証したところ、大きな成果が得られました。遺伝子導入によって脳の広範囲でネプリライシンが発現し活性化することで、蓄積したアミロイドβが分解され、アルツハイマー病によって低下した認知機能を改善させることができたのです。

詳しく説明しましょう。

まず確認したのは、ネプリライシンの発現です。ウイルスベクターをネプリライシンノックアウトマウスの心臓に投与して血液を通じて脳に到達させると、脳内のアミロイドβ

量がはっきりと低下しました。そして、ネプリライシンの発現の様子を詳しく調べると、脳の広い範囲でネプリライシンが発現し、その一方で、心臓や肺、腎臓、肝臓など脳以外の臓器では発現しないことが確認されました。

次に、アルツハイマー病モデルマウス（第一世代ADモデルマウス）にネプリライシン遺伝子を組み込んだウイルスベクターを心臓から投与し、以下のような実験によってその効果を検討しました。

アルツハイマー病を発症しているマウスを3つのグループに分けます。

〈1〉遺伝子導入を行わない
〈2〉不活性型ネプリライシン遺伝子導入をする（不活性型の遺伝子のため、ネプリライシンは分解活性を持たない）
〈3〉活性型ネプリライシン遺伝子導入をする（ネプリライシンが発現、活性化する）

5か月後、この3つのグループとさらに、

〈4〉アルツハイマー病ではない正常なマウス
の計4つのグループに対して、空間学習や記憶能力を評価するモーリス水迷路試験を行い、認知機能を確認しました。

第5章でも触れましたが、モーリス水迷路試験とは、円柱形の水槽内にプラットフォームを1か所設けて水を張り、その水槽の中にマウスを放すトライアルを繰り返す試験です。水を嫌うマウスは泳ぎまわりますが、プラットフォームに到着すれば休むことができます。

どのマウスもはじめは闇雲に泳ぎますが、トライアルを繰り返すうち、記憶学習能力が正常なマウスはプラットフォームに到着するまでの時間が短くなります。周囲の景色とプラットフォームとの位置関係を学習・記憶するからです。記憶学習能力に障害のあるマウスは何回繰り返しても到着時間が短くはなりません。そこで到着時間の評価から記憶学習能力、認知機能が判定できるわけです。

この試験で、〈3〉の活性型ネプリライシン遺伝子導入をしたマウスは、〈4〉の正常なマウスと同じレベルまで認知機能が回復していました。そして、〈3〉の活性型ネプリライシン遺伝子導入をしたマウスは、〈2〉の不活性型ネプリライシン遺伝子導入をしたマウスに比べ、アミロイドβの蓄積が50％近く減少していることが、脳内のアミロイド蓄積量を画像化できるPET（陽電子放射断層撮影）である、PIB－PET検査で明らかになりました。

さらに、実験したマウスの脳を摘出して詳しく調べると、〈3〉のマウスは〈2〉のマウスに比べ、海馬や大脳皮質のネプリライシン活性が1・5倍に上昇しており、アミロイドβの蓄積レベルは35％減少、毒性が高いアミロイドβオリゴマーの量は20％近く減少していることが明らかになりました。

こうして、私たちは簡便で、効果が高く、安全な、全く新しいアルツハイマー病根本治療法を示すことができたのです。

もう一度説明します。この遺伝子治療はウイルスベクターを血液などに投与すればよいので、注射で行うことができます。ネプリライシン遺伝子は脳では広範囲にいきわたり、ネプリライシンを活性化させてアルツハイマー病の原因であるアミロイドβや毒性の高いアミロイドβオリゴマーを減少させます。

ウイルスベクターは安全で、また、脳内でネプリライシンの量をコントロールできることがわかっています。また、脳以外の臓器には影響しません。この方法ではネプリライシン遺伝子の働きは長く続き、1回の注射で10年以上の効果が期待できるので、予防法としても優れています。

重要なのは、この治療ではアルツハイマー病発症後の認知機能の低下も改善できるということです。これまで開発が進められてきたアルツハイマー病治療法では、脳のアミロイドβを減少させたり、産生を止めたりすることはできましたが、低下した認知機能を改善することはできませんでした。この大きな問題をクリアし、本当の意味でアルツハイマー病の根本治療といえるのがこの遺伝子治療なのです。

アルツハイマー病を飲み薬で治療・予防する

遺伝子治療法の開発と同時に進めてきたのは、薬理学的にネプリライシンを活性化させ、アミロイドβを分解させる方法の開発です。

ネプリライシンの活性を制御する機構は未解明でしたが、私たちは、ある因子が細胞膜表面の受容体に結合し、シグナルが伝わって化学反応が起きるシステム（リガンド―受容体システム）によって、細胞内のネプリライシン遺伝子の遺伝情報が働いたり、ネプリライシン活性化因子が働いたりすることでネプリライシンが活性化し、アミロイドβを分解するのだろうと考えました。鍵（因子＝リガンド）が鍵穴（受容体）に入るとネプリライシン活性化が起きるのなら、その鍵を探し出せば、創薬につながる可能性があると考えたのです。

探索の結果、私たちが突き止めた鍵、ネプリライシンの活性を調整する因子は「ソマトスタチン」というペプチドでした。

私たちはまず、ネプリライシンの活性を視覚的に確認することのできる染色法を開発しました。そしてネプリライシンにかかわると考えられる4グループ、50余の因子を培養神経細胞にそれぞれ添加し、開発した染色法によってネプリライシンの活性を評価。唯一、ソマトスタチンがネプリライシンの活性を増加させることを見出したのです。

それに加えて、実際に脳でソマトスタチンがネプリライシンを調整しているのかを調べるために、ソマトスタチンが働かないソマトスタチンノックアウトマウスでさらに解析をしました。すると、ソマトスタチンノックアウトマウスの海馬のネプリライシンの活性は、ふつうのマウスの約60％にまで低下していました。

それに逆相関してアミロイドβ、ことにアミロイドβ42が増加しており、またほかの点からも、ソマトスタチンノックアウトマウスの脳はアルツハイマー病の脳のアミロイドβの病理と一致していました。

その一方で、アミロイドβ産生系にかかわる変化はなかったので、ソマトスタチンはネプリライシンの活性を調節して、アミロイドβの分解にかかわることが確認されました。

ソマトスタチンは神経ペプチドの一種です。神経ペプチドとは神経系に発現する生理活性物質、つまり生体のさまざまな活動・反応にかかわる低分子化合物で、ソマトスタチンは成長ホルモンの分泌を抑制することが知られていました。最近では記憶・学習などへの関与も報告されており、作用はいくつもあるだろうと考えられていました。その重要な働きのひとつがネプリライシン活性の調整だったのです。

ソマトスタチンが加齢とともに減少することはすでに報告されていました。これを考え合わせると、

ソマトスタチンの減少は、
↓　ネプリライシンの活性低下
↓　アミロイドβやアミロイドβオリゴマーの分解の低下
↓　アミロイドβの蓄積やアミロイドβオリゴマーの形成
↓　アルツハイマー病へ

という流れを引き起こすと考えられます。実際、アルツハイマー病の患者ではソマトスタチンが顕著に低下しているという報告もすでになされていました。その点でも、ソマトスタチンはアルツハイマー病の流れの最上流に位置するといえるわけです。

さて、ソマトスタチンという鍵がソマトスタチン受容体（SSTR）という鍵穴に差し込まれるとネプリライシン活性化システムが作動し、アミロイドβの分解が促進されるとわかりました。これはネプリライシンを活性化させる薬の開発、創薬の可能性を示しています。

細胞膜には多種多様な受容体があって、それぞれ化学物質を待ち受け、その受容体にぴったり合う化学物質（鍵＝リガンド）が結合したときだけ、シグナル伝達が起き、化学反応が起きます。ですから鍵がソマトスタチンとわかったなら、鍵穴（受容体）を標的として、そこにぴったり合う鍵のコピーがあれば、化学反応を起こすことができます。つまり、ソマトスタチンの代わりになる低分子化合物を作り出すことができれば、それがネプリライシンを活性化させる、アルツハイマー病治療薬になるわけです。

しかも鍵がソマトスタチンだったことは、創薬への期待を高めるものでした。なぜなら、ソマトスタチン受容体はGタンパク共役受容体（GPCR）というタイプであり、創薬の標的として現実的なものだからです。

さまざまなタイプの受容体がある中で、Gタンパク共役受容体は最も多く、ヒトにおいては800もの種類が存在しています。受容体は化学物質からシグナルを受け取って細胞内に伝えます。この伝達をGタンパクと呼ばれるタンパク質が担っているのがGタンパク共役受容体です。

Gタンパク共役受容体は、脳だけではなく体のあらゆる細胞にあって、生命維持に不可欠な生体機能のシグナル伝達を担当し、それだけにさまざまな病気にも関与しています。そこで高血圧、うっ血性心不全、潰瘍《かいよう》、ぜん息、精神病、アレルギー、がん、片頭痛、パーキンソン病などさまざまな病気で、Gタンパク共役受容体を標的とする薬が開発されています。これまでに登場している医薬品のおよそ半数は受容体に作用する化合物で、そのほとんどはGタンパク共役受容体関連なのです。近年、大塚製薬の抗精神病薬「エビリファイ」（一般名「アリピプラゾール」）が全米で売上第1位になったのは有名な話ですが、エビリファイの標的もGタンパク共役受容体のひとつです。

ですからソマトスタチン受容体を標的とした薬の開発では、これまでのGタンパク共役受容体創薬研究の成果を生かすことができます。つまり、実現性が高い創薬だといえるのです。

そこで、今、私たちが進めているのはソマトスタチン受容体のさらなる解析・検討です。ソマトスタチン受容体には5種類のサブタイプがありますが、そのサブタイプのうち、どれがネプリライシン活性の調節作用を持っているのかをまず明らかにしたいと考えています。

サブタイプは、脳の部位によって発現のレベルが異なっていることがわかっています。例えばSSTR4は、記憶の中枢である海馬とヒトの高度な脳活動を行う大脳皮質でその発現が顕著で、ほかの部位では低いことが示されました。このSSTR4がネプリライシン活性の調節を担っていることがわかれば、SSTR4を標的にした薬の開発へと進みます。標的となるソマトスタチン受容体を絞り込むことで、より副作用を少なく、効率よく、アミロイドβレベルを低下させることが可能になります。

私たちのノックアウトマウスを用いた最新の成果では、SSTR1とSSTR4の一方あるいは両方が創薬標的となることがわかりました。ソマトスタチン受容体からアルツハイマー病を予防する薬が生まれる可能性が高まってきたのです。

ソマトスタチン作動薬が実現すれば、新規ウイルスベクターによる遺伝子治療とこの薬と、私たちはアルツハイマー病の根本治療法の手段をふたつ持つことができます。注射と薬と、このふたつの方法を今、同時に私たちは追究しています。

2025年にアルツハイマー病を「治る病気」にする

2013年3月、新規ウイルスベクターによる遺伝子治療実験の成功が報道されると、一般の方々から大きな反響がありました。テレビや雑誌の取材が入り、いつ実用化するのかという直接の問い合わせも相次ぎました。母親のアルツハイマー病をなんとかしたい、夫の認知症を治したい、実験でもよいからその治療を試せないだろうか、といった切実な声がいくつも寄せられ、改めて、アルツハイマー病根本治療法の開発が急務であることを実感しました。

とはいえ、実験の成功が治療に直結するというわけではありません。130〜131ページで紹介したように、新薬の開発には基礎研究から始まる創薬、前臨床試験、臨床試験と段階があり、それぞれの段階を慎重に進める必要があります。私たちは関連研究を行いながら、遺伝子治療の臨床応用を目指して、効果や安全性の確認を進めています。

今、私たちが遺伝子治療の臨床応用に向けて取り組んでいるのが、コモンマーモセット（小型のサル）を使っての前臨床試験です。

これまでのアルツハイマー病根本治療法開発では、霊長類を使っての実験はほとんど行われていません。飼育コストがマウスに比べて格段に高いこともさることながら、欧米では動物実験一般への批判があり、ことに霊長類を実験対象とすることが難しくなっているからです。

アルツハイマー病のような神経変性疾患では、神経細胞死、すなわち神経細胞の脱落が病変の最終ステージですが、その神経細胞死のメカニズムは哺乳類であるマウス・ヒト間で、それほど違いはないと考えられています。神経変性をともなわない、例えば精神疾患を対象とした治療薬の開発であれば、霊長類で実験をする必要が出てくるかもしれませんが、少なくともアルツハイマー病においては、サルの実験は「欠かせない」とはいえませんので、従来のアルツハイマー病根本治療薬の開発は、マウスの実験からヒトの臨床試験へと進んできました。

とはいえ、有効性、安全性を考えたときには、より確実なデータを積み重ねる必要があります。

そこで私たちはマウスに比べ、認知能力や薬物代謝がヒトに近いコモンマーモセットのアルツハイマー病モデルを遺伝子編集の技術を用いて作製し、これを応用した実験をすべく準備を進めています。このモデルを使用してPIB－PET検査、FDG－PET検査などの画像診断を行い、アミロイドβの蓄積を確認します。また、認知機能テストを行い、アルツハイマー病か否か、あるいはその進行度を確認し、グループ分けします。その上で新規ウイルスベクターによる遺伝子治療を行い、経過を観察、そこからまた画像診断、認知機能テストを行って、治療の効果を確認していきます。

このコモンマーモセットの実験で得られたデータから、有効性と安全性をさらに確認し、ヒトを対象とした臨床試験に入ります。

臨床試験は、131ページで紹介したように3つのフェーズからなります。まず、少人数の健常者を対象とした試験、次に少人数の患者を対象とした試験、そしてフェーズ3で多くの患者を対象とした試験を行いますが、それぞれのフェーズで、これらの試験のデータをもって国に対して新規治療の許可を申請し、承認審査を受けます。

そこでは大量生産に耐えうるものでなければならないという、大きな課題もクリアされていなければなりません。

アルツハイマー病根本治療で重要なのは、安全で確実な治療であって、しかも安価にだれもが受けられるものであるということです。私たちはそうしたアルツハイマー病根本治療法の確立を目指しています。

アメリカでは2011年に成立した国家アルツハイマープロジェクト法（NAPA）に基づき、国家プランが策定されています。その第一の目標として掲げられているのは「2025年までにアルツハイマー病の予防と効果的な治療を実現する」ことです。ゴールに向けて、国を挙げての研究の充実が図られています。WHO（世界保健機関）も同様の目標を掲げています。

2025年といえば、日本では認知症患者数が700万人を突破すると、厚生労働省が発表している年です。そのときまでに、私たちのアルツハイマー病根本治療法を実用化したい。そのための懸命な努力を続けています。

第7章　アルツハイマー病克服へ向け、今できること、必要なこと

基礎研究こそ重要である

２０２５年、日本における人口構成の最大のボリュームゾーンである団塊の世代が７５歳以上になります。７００万人以上という人口の塊が後期高齢者になる、その影響は大きく、医療や介護を中心に社会保障の各分野で問題が噴出することが予想されています。いわゆる「２０２５年問題」です。

深刻なのはアルツハイマー病をはじめとする認知症患者の急増です。２０２５年、認知症の患者は７００万人を超すと推計されています。６５歳以上の実に5人にひとりが認知症という社会になるのです。

国は２０１５年1月、これまでの認知症対策では対処できないと、「新オレンジプラン」（「認知症施策推進総合戦略～認知症高齢者等にやさしい地域づくりに向けて～」）を策定、公表しました。

新オレンジプランの柱は次の7項目です。

① 認知症への理解を深めるための普及・啓発の推進

② 認知症の容態に応じた適時・適切な医療・介護等の提供
③ 若年性認知症施策の強化
④ 認知症の人の介護者への支援
⑤ 認知症の人を含む高齢者にやさしい地域づくりの推進
⑥ 認知症の予防法、診断法、治療法、リハビリテーションモデル、介護モデル等の研究開発及びその成果の普及の推進
⑦ 認知症の人やその家族の視点の重視

これは「認知症高齢者等にやさしい地域づくり」を主眼にした柱です。しかし、アルツハイマー病をはじめとする認知症原因疾患を克服し、認知症を減らすのが目標ならば、国として脳の老化や認知症の原因疾患のメカニズム研究、つまり「基礎研究」にもっと力を入れ、予防法・治療法の確立にしっかりと取り組むべきだと思うのです。

新オレンジプランでも、柱の⑥に認知症の予防法、治療法の研究開発は掲げられてはいます。しかしその詳細を見ると、予防法については「2020年頃までに、全国1万人規模の追跡調査を実施」し認知症の危険因子を明らかにする一方、治療法については「日本

発の認知症根本治療薬の治験開始を目指す」としています（厚生労働省資料「認知症施策推進総合戦略（新オレンジプラン）で推進する主なポイント」）。

つまり、予防法と治療法とで目指すテーマが違い、そして予防にも治療にも欠かせない最も大事な基礎研究が挙げられていないのです。

もちろん、追跡調査による疫学研究は大切ですし、私たちを含め多くの研究者が日本初の根本治療薬の開発を目指しています。しかし、それらにはまずは基礎研究が必要です。基礎研究があって臨床研究（患者を対象とした研究）へと進むことができるのですし、基礎研究と臨床研究とが互いに影響し合うことで真の疾患予防法・治療法が確立します。

認知症高齢者の介護の拡充や環境整備は、待ったなしの状況です。家庭介護の限界、医療施設・介護施設の不足、介護スタッフの不足など、医療・介護関係者と場をともにするたびに、認知症高齢者の看護、介護の抱える問題の大きさ、深刻さを思い知らされるばかりです。

だからこそ、一刻も早くアルツハイマー病をはじめとする認知症の予防法・根本治療法を確立しなければなりません。そのためには基礎研究を徹底的に行う必要があります。アルツハイマー病のメカニズムを解明し、臨床研究へと進み、確かな予防法・根本治療法を開発することこそが、高齢者と家族の尊厳を守り、あるいはまた若年性アルツハイマー病の患者・家族への福音となります。

ことにアルツハイマー病は、発症の20年以上前から原因物質であるアミロイドβが蓄積していく、非常に長い時間をかけて進行する病気です。しかも、発症の10年ほど前から認知能力が低下することがわかっており、発症後は神経細胞が破壊されてしまうため、発症前からの治療、つまり予防的治療法こそが根本治療になります。予防と治療は不可分であり、予防と治療を見据えた対策でなければ、アルツハイマー病は克服できません。新オレンジプランで示されている「2020年の日本発の根本治療薬」は画餅に帰してしまいます。

日本の認知症研究を結集したい

第6章でも触れたように、アメリカでは認知症の主な原因であるアルツハイマー病を克服するために、国家アルツハイマープロジェクト法（NAPA）に基づき、国家プランが策定されています。

アメリカの国家プランの目標は、

①　２０２５年までにアルツハイマー病の予防と効果的な治療を実現する
②　ケアの質と効率性を最大限に高める
③　アルツハイマー病の人と家族のための支援の充実
④　国民の理解とかかわりを深める
⑤　進捗を追跡し、さらなる改善への原動力とする

の５点です。

それぞれの目標に向けた戦略がありますが、例えば①を実現するための戦略で第一に挙げられているのは「研究の優先順位とマイルストーンの決定」で、次に「アルツハイマー病の予防と治療を目指した研究の充実」です。真に端的で、的確な戦略です。

ヨーロッパ諸国でもアルツハイマー病対策には、必ず予防と治療の両輪が掲げられており、それぞれ基礎研究に力が入れられています。

日本にも科学分野の総力を挙げた認知症研究・アルツハイマー病研究体制が必要です。

現実には予算も限られています。２０１６年に入って発表されたアメリカの２０１７年

のアルツハイマー病研究予算は約１４００億円です。アメリカの場合、数百兆円にものぼる将来の医療マーケットに対する投資としての意味もあるのでしょう。一方、日本はその２０分の１にも満たない６７億円程度（２０１６年度）です。限られた予算を有効に使うべきです。

しかし、そうした厳しい状況にあっても、日本の認知症研究は世界のトップレベルにあります。最新のアルツハイマー病研究の成果が発表される世界最大のアルツハイマー病研究情報交換サイト「ＡｌｚＦｏｒｕｍ」では、数多くの日本の研究が取り上げられていいます。この実力を横断的に結集すれば、大きな成果を生むことができるでしょう。

オールジャパンで認知症・アルツハイマー病を克服したい、その思いから、私と岩坪威教授（東京大学大学院医学系研究科）は２０１３年、各界に向けて総合的認知症研究推進の提言を行い、認知症研究計画班設立を呼びかけました。現在、残念ながら実現には至っていませんが、認知症・アルツハイマー病克服のために、日本の科学の進展のために、このプロジェクトを追求し続けていいます。

生活の中でアルツハイマー病のリスクを下げる方法

さて、アルツハイマー病の予防法・根本治療法がない今、だれもが高齢になればアルツハイマー病になり、認知症になるおそれがあります。その中でできること、しなければならないことは何でしょう。

研究者としては、まず基礎研究を徹底し、アルツハイマー病のメカニズムをさらに解明し、予防法・治療法を開発しなければなりません。第6章で詳しく述べたように、私たちは今、脳内のネプリライシンを活性化させ、アルツハイマー病を克服するふたつの方法の開発に取り組んでいます。どちらも、根本治療法であり、同時に予防法としても活用できるので、根本的な予防的治療法といえます。

予防的治療法の実用化を目指す一方で、私たちがみなさんにお伝えしたいのは、アルツハイマー病についての正しい知識であり、生活の中でアルツハイマー病のリスクを下げる方法です。

アルツハイマー病の99%以上を占め、だれもがかかる可能性のある孤発性アルツハイマー病は多因子疾患であり、さまざまな危険因子がかかわって発症します。加齢が最も大きな危険因子ですが、ほかにもさまざまな生活環境上のリスクがあります。リスクを下げる生活を心がけることが、アルツハイマー病予防につながります。

次に挙げるのは、現在わかっている科学的根拠のあるアルツハイマー病リスクを下げる方法です。

・適度な運動

運動がアルツハイマー病予防につながることは、疫学的にも実験科学的にもある程度証明されています。ポイントは「適度な運動」であること。毎日1時間程度のウォーキングをするのがよいとされています。

ただし、無理は絶対にしないこと、ケガは禁物です。無理のないウォーキングコースを選び、例えば駐車場の車止めなど、転倒しやすい場所では注意しましょう。特に高齢者の場合、転倒して骨折し、それがきっかけで寝たきりになることが多くあります。寝たきりになれば、当然ながら運動はできなくなりますから認知症を発症しやすくなり、すでに発症している人は症状が進行してしまいます。

・睡眠障害を治す

睡眠障害とは睡眠の質や量に問題が生じている状態で、不眠症、過眠症、睡眠の時間がずれてしまう概日リズム睡眠障害などが代表的です。睡眠障害は精神疾患の引き金としても認識されつつありますが、アルツハイマー病にもかかわります。睡眠はアルツハイマー病の原因となるアミロイドβの蓄積を抑制するのです。

睡眠時間は6～8時間が標準の目安といわれます。規則正しい適度な睡眠がとれるよう、生活リズムを整え、必要に応じて治療を受けましょう。ただし、6時間未満でも健康を保っていられるショートスリーパーという人は、無理に睡眠時間を増やすことはありません。

・頭部外傷を予防する

繰り返し頭部外傷を負うプロボクシングの選手が認知症になりやすいことは、昔から知られていました。最近では、プロアメリカンフットボールやプロサッカーの選手も認知症のリスクが高いとの報告があります。

脳は、頭蓋骨の中で脳脊髄液《せきずいえき》という液体に浮かんだ豆腐のようなものです。柔らかく傷つきやすいので、頭部外傷で大きな影響を受けることがあるのです。転倒や事故、あるいはスポーツなどでの頭部外傷を予防しましょう。

・適度なアルコールの摂取

大量にアルコールを摂取する習慣は認知症のリスクを高めます。しかし適度な量のアルコール摂取は、むしろアルツハイマー病のリスクを下げるという研究報告があります。よい効果があるとされるアルコールの量は、日本酒に換算して1合程度です。

以前はポリフェノールを含む赤ワインが健康に効果的といわれていましたが、お酒の種類は関係ないようです。ただし、飲めない人が無理に飲む必要はありませんし、1週間に1日以上の休肝日を設けた方がよいでしょう。

・動脈硬化を予防する

動脈硬化はもともと脳血管性認知症の原因ですが、同時にアルツハイマー病のリスクを上げることがわかっています。予防・改善のためには、血中の中性脂肪やコレステロールを下げる食生活とコレステロールの産生を抑制する「スタチン」治療が有効です。食生活ではまず過食をしないこと。そして肉の脂身・内臓、乳製品、加工食品、トランス脂肪酸を含む菓子類などを摂りすぎない、逆にＤＨＡ（ドコサヘキサエン酸）・ＥＰＡ（エイコサペンタエン酸）などのｎ－３系多価不飽和脂肪酸を多く含む魚類を積極的に摂る、食物繊維を多く含む野菜、海藻、未精製穀類（玄米や胚芽精米、雑穀、全粒粉製品）の摂取を増やすことなどが大切です。また、食塩を控えることや禁煙も重要です。

当然ながら、高血圧や糖尿病は動脈硬化を進めますから、予防や治療が必要です。

・糖尿病を予防する

糖尿病がアルツハイマー病の発症率を約2倍上昇させることがわかっています。前記の「適度な運動」は糖尿病に対する予防効果もありますから、アルツハイマー病予防にもおすすめです。また、糖尿病を予防・改善するには過食をせず、栄養バランスのとれた食事を規則正しく摂ることが有効です。

・中年期メタボリックシンドロームを予防する

中年期におけるメタボリックシンドロームがアルツハイマー病のリスクを上昇させると報告されています。因果関係やメカニズムは不明ですが、さまざまな生活習慣病のリスクでもあるのですから積極的に予防したいものです。

メタボリックシンドローム予防と動脈硬化予防、糖尿病予防は共通していますし、何より、適度な運動はメタボリックシンドロームの予防にも効果的です。

付記したいのは、高齢期になってからの肥満は、アルツハイマー病リスクとはあまり関係ないようだということです。

・性ホルモンの低下を抑える

女性は男性よりもアルツハイマー病を発症する率が2倍ほど高いことがわかっています。性ホルモン（男性ホルモンと女性ホルモン）は加齢とともに低下しますが、女性は男性と違って、閉経後、急激に性ホルモンが低下します。このことがアルツハイマー病のリスクになるのだと考えられます。性ホルモンはアミロイドβ分解酵素ネプリライシンの発現を上昇させますから、ここにメカニズムがありそうです。

では性ホルモンを補充すれば、アルツハイマー病のリスクを下げることになるのでしょうか。更年期障害の治療に性ホルモン補充療法を行った女性はアルツハイマー病発症リスクが低いという報告があります。ただし、この性ホルモン補充療法は乳がんや子宮がんのリスクを上げるという報告もありますので、簡単な選択ではありません。

ホルモン補充療法以外に性ホルモンを増やす方法はあるのかというと、例えば、運動によって筋肉量が増えると男性ホルモンが上昇するという報告があります。

バイオマーカーの探索と体外診断薬の開発

私たちは今、2025年を目途《めど》にアルツハイマー病の予防的治療法の実用化へと邁進《まいしん》しています。同時に、私たちは次世代型アルツハイマー病モデルマウスに関するさらなる研究やβセクレターゼ阻害薬の開発、その他さまざまな関連研究にも取り組み、成果を得ています。

そして、非常に重要なもうひとつの研究目標を掲げていることを最後に報告したいと思います。

それはアルツハイマー病のバイオマーカーの探索と体外診断薬の開発です。

バイオマーカーとは、血液や尿、身体組織に含まれる生体が生み出す物質で、体の変化を定量的に把握するための指標となるものです。具体的には、遺伝子、タンパク質、ペプチド、脂質や糖質などの代謝物がその候補となる物質です。

例えばHDLコレステロール（いわゆる善玉コレステロール）やLDLコレステロール（いわゆる悪玉コレステロール）、中性脂肪（トリグリセライド）などは、脂質のバランスがとれているかどうかを知ることができるバイオマーカーのひとつで、その量によって脂質異常症か否か、動脈硬化がどれほど進んでいるのかを知ることができます。

現在、アルツハイマー病にはこうしたバイオマーカーやそれを検出する体外診断薬がありません。

アルツハイマー病のバイオマーカーに関する論文はすでに世界で７００も発表されていますが、その体外診断薬は実現していないのです。いくつかの研究は有望な最先端の研究を扱う国際学術誌に取り上げられています。しかし、いずれも再現性がなく、臨床試験へと進めるものではありませんでした。それほど、難しい研究です。

しかし、どれほど難しくとも、私たちは挑戦しなければなりません。

バイオマーカーが見つかり、体外診断ができるようになれば、だれがいつ、アルツハイマー病になるかという発症前診断ができます。

さらに重要なのは、バイオマーカー・体外診断薬の登場は研究開発の速度を飛躍的に高め、薬剤開発のコストを下げるということです。

現在、脳内のアミロイドβの蓄積、タウの蓄積を確認する画像診断の技術は確立していますが、画像では、誤差が大きいという欠点があります。しかし、バイオマーカーが見つかれば、誤差が少ない定量的な観察ができるようになるのです。

例えばマウスの実験にしても、現在はアミロイドβの蓄積を詳しく見るためには、２年以上の観察と剖検が必要です。しかし、血液中の物質で定量的に把握することができれば、正確に脳の中の状態を知ることができます。臨床試験に進んだ場合も、時間をかけて認知テストを繰り返し、費用のかかる画像診断を繰り返さなければ得られなかったデータを、血液検査と数回の画像診断で得られることになります。研究開発のスピードが加速し、コストが抑えられるのです。バイオマーカーの探索と体外診断薬の開発は、アルツハイマー病克服への道筋の最大の課題といえるのです。

ただし、脳はほかの組織とは全く異なります。前述のとおり、脳の毛細血管には血液脳関門と呼ばれるインターフェースがあり、たいていの物質はここを通ることができません。また、脳はどの臓器よりも多くのエネルギーを消費し、活発に活動しており、その活動は脳に張り巡らされた毛細血管に支えられていますが、それだけに低分子の、例えば活性酸素などのガス状分子と呼ばれる物質の影響を受けやすい。そうした条件の中で血管内の物質を詳細に検討し、バイオマーカーになりうるものを検出していかなくてはならないのです。

困難ではあるけれども、私たちのアイディアと技術と理化学研究所の実験施設によって必ず成し遂げられると確信しています。

例えば、私たちが開発した次世代型アルツハイマー病モデルマウスを使用した研究の可能性です。

これまで多くのアルツハイマー病バイオマーカーの探索はヒトを対象とし、そして失敗してきました。当然のこととしてアルツハイマー病の患者、または高齢者などを対象としてきたのですが、そうした対象者の多くは何らかの薬を使用しています。その薬の成分によっては体内である種のタンパク質が増えたり、薬を代謝する酵素が活性化されている可能性があります。その状態で、バイオマーカーの探索をしようとすると、タンパク質や薬物代謝酵素が、いわば「ノイズ」として現れ、結果としてマーカーを隠してしまいます。

しかし、次世代型アルツハイマー病モデルマウスを使えば、そうした薬の影響のない、ノイズのない、バイオマーカーの探索ができるのです。

マウスの実験から体外診断薬の開発まではいくつもの課題があり、時間がかかります。しかし、どんな難関があろうとも、私たちはそれをクリアしていかなければなりません。

バイオマーカー・体外診断薬の開発はアルツハイマー病の研究環境を一変させる大きな進歩になるでしょう。しかしそれ以前に、私たちの進めるアルツハイマー病の予防的治療法を実用化し、みなさんの元へとお届けすることができる日は近いのです。ネプリライシンを注射で、飲み薬で用いてアルツハイマー病を防ぎ、治す。その日がやってくることをご期待ください。

あとがき

アルツハイマー病研究の歴史は約110年に及びます。この中で1990年代が最も激動のときでした。家族性アルツハイマー病と前頭側頭型認知症の原因遺伝子が発見されたからです。これにより、「アミロイドβ病理→タウ病理→神経変性」という因果関係が確立されました。これが神経病理学と病理生化学の観測と一致したことも強い証拠になりました。30歳代に入ったばかりの私にとって、この間、井原康夫東京大学教授（当時）のご指導をいただいたことは、一生の宝です。

当時の私は、アルツハイマー病の因果関係の確立にかかわりながら、「2000年以降に何をなすべきか？」と自らに問い続けていました。理化学研究所脳科学総合研究センターの伊藤正男初代所長は、研究者にとって30歳代は「黄金の30代」であると述べています。個人としての研究者の能力が頂点に達する時期だからです。私にとって「黄金の30代」に世界のアルツハイマー病研究を鳥瞰《ちょうかん》することができたのは幸せなことでした。

やがて30歳代も後半を迎えた私は、次なる大きな目標として、①孤発性アルツハイマー病の解明、②完全な動物モデルの作製、③発症前診断法の確立、④予防・治療法の確立、を掲げました。

私は研究計画を時間スケールによって分類します。比較的短期間で成果の得られる研究は、イメージとしては「漁業」です。中期的視野のもと育ててゆくのが「農業」であり、気長に腰を据えるライフワークは「林業」といえます。

1997年11月、理化学研究所脳科学総合研究センターに着任した私が体制を整え、まず取り組んだのは、「漁業」です。机も椅子《いす》もないところからスタートし、翌年度から開始したのはアミロイドβ分解酵素の探索でした。アミロイドβ分解酵素「ネプリライシン」発見までの研究の経緯は本書で述べたとおりです。成果を「ネイチャーメディシン」(2000年)と「サイエンス」(2001年)に発表しましたので、「漁業」はうまくスタートできたと思っています。

「農業」は、アミロイドβ分解酵素であるネプリライシンを活性化する方法の探索です。2004年、ネプリライシンをマウスの脳内に導入する遺伝子治療に成功しました。「農業」における農作物にたとえるならば、遺伝子治療は根と茎といえます。花となって咲くのは経口治療薬の開発です。私たちは2016年、ネプリライシンを活性化させる分子標的薬を発見しています。これから着実に実用化に進むと思います。

「林業」といえるのは次世代アルツハイマー病モデルマウスの作製です。これには12年を要しましたが、今や世界の約200の研究室で私たちが作製したマウスが使用されています。この新世代マウスは未《いま》だ完成形ではなく、さらなる改良を続けています。

「林業」のもうひとつの大きな柱は、バイオマーカーの探索と体外診断薬の開発です。

バイオマーカーを使うと、アルツハイマー病予防薬や治療薬のスクリーニングの速度は圧倒的に増し、予防薬・治療薬の開発コストの低廉化も進みます。体外診断薬があれば、アルツハイマー病予備軍の方々に使い、予防薬・治療薬を使用するかどうかを判断できます。患者さん、およびご家族の利益に直結します。アルツハイマー病研究で最も望まれているのがバイオマーカーであり、体外診断薬ともいえるのです。

これは今、じっくりと腰を据えて取り組んでいるところですが、どれだけの労力と時間がかかろうとも、必ず実現したいと思っています。

さて、漁業、農業、林業、いずれにおいても研究はひとりではできません。研究にはチームであたり、さらに国内外の共同研究が必須です。私の共同研究に関する理念は「協調と競争」です。

「競争」については、これはもう当然といえましょう。どのような環境にあっても、だれよりも早く発見に辿《たど》りつきたいという競争こそが、研究をスピーディにし、精度を高めてくれます。

しかし、ただ競い合うだけでは共同研究は成り立ちません。「協調」がもたらしてくれる果実は大きなものです。

一例を挙げましょう。私たちは、ネプリライシンがアミロイドβ分解酵素であることを発見しましたが、その最終的な確認は第6章で詳しく述べたとおり、ネプリライシンノックアウトマウスの実験によります。この実験を速やかに行うことができたのは、すでにネプリライシンノックアウトマウスが存在していたからです。

ネプリライシンノックアウトマウスを作製したのは、ハーバード大学のクレイグ・ジェラード博士でした。私たちは博士にマウスの提供を依頼したところ、快諾を得てマウスを入手することができ、実験に成功することができました。意外なことにジェラード博士は小児科医で炎症の研究者です。彼の作製したマウスの存在が、アルツハイマー病治療への大きな一歩に貢献したのです。

こうした、分野や国境を越えた協調、そして世界の研究開発を加速させる競争があって、アルツハイマー病をはじめさまざまな病気の克服へと研究は進展します。私自身、協調と競争の中で、数多くの研究に関与しています。

さて、私の今の目標はもちろん、2025年のアルツハイマー病の予防的治療法の実現ですが、それ以降にも、目指すものがあります。

注射で、飲み薬で、アルツハイマー病を治し、予防する。その実現の先にあるのは何か。いくつもの構想がありますが、ここで挙げたいのは機能性食品の開発です。アルツハイマー病を予防する機能性食品があれば、手軽に、気軽に食べて脳を守ることができます。機能性食品なら医薬品よりコストも低く、潜在的な患者さんの負担も少なくなるし、家族の負担も少なくなります。国の社会保障制度を守るという視点からも、望ましいことではないでしょうか。

2025年、アルツハイマー病予防的治療薬を開発したあとの60歳代半ばの私は、アルツハイマー病を予防する機能性食品の開発にあたっている。そんな夢を今、描いています。

最後に、本書を完成させるに当たってご尽力とご協力をいただいた、理化学研究所脳科学総合研究センター神経蛋白制御研究チームの斉藤貴志博士、笹栗弘貴博士、永井由紀子氏、および量子科学技術研究開発機構放射線医学総合研究所脳機能イメージング研究部の樋口真人博士、集英社新書編集部の長谷川洋一氏（現学芸編集部）、ライターの高橋姿子氏に御礼申し上げます。

2016年8月

西道隆臣

参考文献

岩田修永、西道隆臣『アルツハイマー病の謎を解く』中外医学社、2010年
小澤勲『認知症とは何か』岩波新書、2005年
岩田誠『臨床医が語る　認知症の脳科学』日本評論社、2009年
平原佐斗司編著『医療と看護の質を向上させる認知症ステージアプローチ入門――早期診断、BPSDの対応から緩和ケアまで』中央法規出版、2013年
井原康夫、荒井啓行『アルツハイマー病にならない！』朝日選書、2007年
丸山敬、西道隆臣『人はなぜ痴呆になるのか――アルツハイマー病の謎をさぐる』丸善ライブラリー、2000年
コンラート・マウラー、ウルリケ・マウラー著、新井公人監訳、喜多内・オルブリッヒゆみ、羽田・クノーブラオホ眞澄訳『アルツハイマー――その生涯とアルツハイマー病発見の軌跡』保健同人社、2004年
ルドルフ・E・タンジ、アン・B・パーソン著、森啓監修、谷垣暁美訳『痴呆の謎を解く――アルツハイマー病遺伝子の発見』文一総合出版、2002年
ダニエル・A・ポーレン著、岩坪威、丸山敬訳『アルツハイマー病遺伝子を追う――ハンナ家の子孫と探求者の物語』三田出版会、1997年
理化学研究所脳科学総合研究センター編『脳研究の最前線　下――脳の疾患と数理』講談社ブルーバック

ス、2007年
西道隆臣編著『ボケは40代に始まっていた――認知症の正しい知識』かんき出版、2011年

取材・構成／高橋姿子
図版作成／株式会社ＲＵＨＩＡ

西道隆臣（さいどう　たかおみ）

一九五九年宮崎県生まれ。理化学研究所脳科学総合研究センター・神経蛋白制御研究チーム・シニアチームリーダー。筑波大学生物学類卒業後、東京大学大学院薬学系研究科修了（薬学博士）。東京都臨床医学総合研究所・遺伝情報研究部門主事を経て、一九九七年より現職。二〇一四年（株）理研バイオを設立、代表取締役を兼ねる。日本認知症学会理事。

アルツハイマー病《びょう》は治《なお》せる、予《よ》防《ぼう》できる

集英社新書〇八五〇I

二〇一六年九月二一日　第一刷発行

著者……西道《さいどう》隆臣《たかおみ》

発行者……茨木政彦

発行所……株式会社集英社

東京都千代田区一ツ橋二-五-一〇　郵便番号一〇一-八〇五〇

電話　〇三-三二三〇-六三九一（編集部）
〇三-三二三〇-六〇八〇（読者係）
〇三-三二三〇-六三九三（販売部）書店専用

装幀……原　研哉

印刷所……大日本印刷株式会社　凸版印刷株式会社

製本所……加藤製本株式会社

定価はカバーに表示してあります。

ISBN 978-4-08-720850-4 C0247

Printed in Japan

a pilot of wisdom

a pilot of wisdom

医療・健康——I

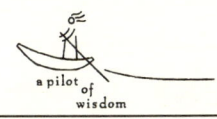

哲学・思想——C

乱世を生きる　市場原理は嘘かもしれない　橋本　治
ブッダは、なぜ子を捨てたか　山折哲雄
憲法九条を世界遺産に　太田　光／中沢新一
悪魔のささやき　加賀乙彦
「狂い」のすすめ　ひろさちや
越境の時　一九六〇年代と在日　鈴木道彦
偶然のチカラ　植島啓司
日本の行く道　橋本　治
新個人主義のすすめ　林　望
イカの哲学　中沢新一／波多野一郎
「世逃げ」のすすめ　ひろさちや
悩む力　姜　尚中
夫婦の格式　橋田壽賀子
神と仏の風景「こころの道」　廣川勝美
無の道を生きる——禅の辻説法　有馬頼底
新左翼とロスジェネ　鈴木英生
虚人のすすめ　康　芳夫
自由をつくる　自在に生きる　森　博嗣
不幸な国の幸福論　加賀乙彦
創るセンス　工作の思考　森　博嗣
天皇とアメリカ　吉見俊哉／テッサ・モーリス-スズキ
努力しない生き方　桜井章一
いい人ぶらずに生きてみよう　千　玄室
不幸になる生き方　勝間和代
生きるチカラ　植島啓司
必《ひっ》生《せい》　闘う仏教　佐々井秀嶺
韓国人の作法　金　栄勲
強く生きるために読む古典　岡　敦
自分探しと楽しさについて　森　博嗣
人生はうしろ向きに　南條竹則
日本の大転換　中沢新一
実存と構造　三田誠広
空《くう》の智慧、科学のこころ　ダライ・ラマ十四世／茂木健一郎

a pilot of wisdom

小さな「悟り」を積み重ねる　アルボムッレ・スマナサーラ
科学と宗教と死　加賀乙彦
犠牲のシステム　福島・沖縄　高橋哲哉
気の持ちようの幸福論　小島慶子
日本の聖地ベスト100　植島啓司
続・悩む力　姜尚中
心を癒す言葉の花束　アルフォンス・デーケン
自分を抱きしめてあげたい日に　落合恵子
その未来はどうなの？　橋本治
荒天の武学　内田樹　光岡英稔
武術と医術　人を活かすメソッド　甲野善紀　小池弘人
不安が力になる　ジョン・キム
冷泉家　八〇〇年の「守る力」　冷泉貴実子
世界と闘う「読書術」　思想を鍛える一〇〇〇冊　佐高信　佐藤優
心の力　姜尚中
一神教と国家　イスラーム、キリスト教、ユダヤ教　内田樹　中田考
伝える極意　長井鞠子

それでも僕は前を向く　大橋巨泉
体を使って心をおさめる　修験道入門　田中利典
百歳の力　篠田桃紅
釈迦とイエス　真理は一つ　三田誠広
ブッダをたずねて　仏教二五〇〇年の歴史　立川武蔵
「おっぱい」は好きなだけ吸うがいい　加島祥造
イスラーム　生と死と聖戦　中田考
アウトサイダーの幸福論　ロバート・ハリス
進みながら強くなる　——欲望道徳論　鹿島茂
科学の危機　金森修
出家的人生のすすめ　佐々木閑
科学者は戦争で何をしたか　益川敏英
悪の力　姜尚中
生存教室　ディストピアを生き抜くために　内田樹　光岡英稔
ルバイヤートの謎　ペルシア詩が誘う考古の世界　金子民雄
感情で釣られる人々　なぜ理性は負け続けるのか　堀内進之介
永六輔の伝言　僕が愛した「芸と反骨」　矢崎泰久 編

教育・心理——E

a pilot of wisdom

歴史・地理――D

ヒエログリフを愉しむ　近藤二郎
僕の叔父さん 網野善彦　中沢新一
ハンセン病 重監房の記録　宮坂道夫
勘定奉行 荻原重秀の生涯　村井淳志
江戸の妖怪事件簿　田中　聡
沖縄を撃つ!　花村萬月
反米大陸　伊藤千尋
ハプスブルク帝国の情報メディア革命　菊池良生
大名屋敷の謎　安藤優一郎
陸海軍戦史に学ぶ 負ける組織と日本人　藤井非三四
在日一世の記憶　小熊英二 姜尚中 編
徳川家康の詰め将棋 大坂城包囲網　安部龍太郎
名士の系譜 日本養子伝　新井えり
知っておきたいアメリカ意外史　杉田米行
長崎グラバー邸 父子二代　山口由美
江戸・東京 下町の歳時記　荒井　修

警察の誕生　菊池良生
愛と欲望のフランス王列伝　八幡和郎
日本人の坐り方　矢田部英正
江戸っ子の意地　安藤優一郎
長崎 唐人屋敷の謎　横山宏章
人と森の物語　池内　紀
新選組の新常識　菊地　明
ローマ人に学ぶ　本村凌二
北朝鮮で考えたこと　テッサ・モーリス-スズキ
ツタンカーメン 少年王の謎　河合　望
司馬遼太郎が描かなかった幕末　一坂太郎
絶景鉄道 地図の旅　今尾恵介
縄文人からの伝言　岡村道雄
14歳〈フォーティーン〉満州開拓村からの帰還　澤地久枝
日本とドイツ ふたつの「戦後」　熊谷　徹
江戸の経済事件簿 地獄の沙汰も金次第　赤坂治績
消えたイングランド王国　桜井俊彰

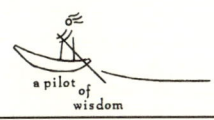

a pilot of wisdom

集英社新書　好評既刊

糖尿病は自分で治す！
福田正博　0839-I
糖尿病診療歴三〇年の名医が新合併症と呼ぶ、がんや認知症、歯周病との関連を解説、予防法を提唱する。

3・11後の叛乱　反原連・しばき隊・SEALDs
笠井　潔／野間易通　0840-B
3・11後、人々はなぜ路上を埋めつくし、声を上げはじめたのか？　現代の蜂起に託された時代精神を問う！

感情で釣られる人々　なぜ理性は負け続けるのか
堀内進之介　0841-C
理性より感情に訴える主張の方が響く今、そんな流れに釣られないために「冷静に考える」方法を示す！

日本会議　戦前回帰への情念
山崎雅弘　0842-A
安倍政権を支える「日本会議」は国家神道を拠り所に戦前回帰を目指している！　同組織の核心に迫る。

ラグビーをひもとく　反則でも笛を吹かない理由
李淳馹　0843-H
ゲームの歴史と仕組みを解説し、その奥深さとワンランク上の観戦術を提示する、画期的ラグビー教本。

「戦後80年」はあるのか
――「本と新聞の大学」講義録
モデレーター　一色　清／姜尚中
内田　樹／東　浩紀／木村草太／
山室信一／上野千鶴子／河村小百合　0844-B
日本の知の最前線に立つ講師陣が「戦後70年」を総括し、今後一〇年の歩むべき道を提言する。人気講座第四弾。

永六輔の伝言　僕が愛した「芸と反骨」
矢崎泰久 編　0845-C
盟友が描き出す、永六輔と仲間たちの熱い交わり。七月に逝った永さんの「最後のメッセージ」。

東京オリンピック「問題」の核心は何か
小川　勝　0846-H
「オリンピック憲章」の理念とは相容れない方針を掲げ進められる東京五輪。その問題点はどこにあるのか。

ライオンはとてつもなく不味い〈ヴィジュアル版〉
山形　豪　041-V
ライオンは、不味《まず》すぎるため食われずに最期を迎える……等々、写真と文章で綴るアフリカの「生」の本質。

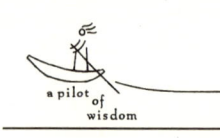